Guide Pratique ECN

VG Editions

15 jours avant l'ECN

Damien HEIDELBERG

Editions Vernazobres-Grego
99 bd de l'Hôpital
75013 PARIS - Tél. : 01 44 24 13 61
www.vg-editions.com

Mars 2014 - ISBN : 978-2-8183-1170-7

Repère

Sommaire général

CANCEROLOGIE
Flash items tombables

Chapitre 1

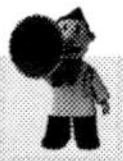

Points cles dernieres minutes

- Biopsie pour examen anatomo-pathologique
- Bilan d'extension / Schéma daté des adénopathies
- Consultation d'annonce après RCP, remise du PPS
- Traitement Curatif vs Palliatif
- Soins de support / Prise en charge nutritionnelle ++
- CECOS
- 100% ALD / soutien psychologique
- consultation d'oncogénétique
- suivi à VIE

1 Reflexes generaux en cancerologie

- **Preuve anatomo-pathologique indispensable avant la chirurgie, <u>sauf</u> : TPROF**
  - × **T**esticule
  - × **P**ancréas
  - × **R**ein
  - × **O**vaires
  - × **F**oie
- **RCP pour définir la stratégie thérapeutique avec PPS**
- **Le traitement comprend :**
  - × Traitement anti-tumoral (chirurgie, chimio, radiothérapie)
  - × Traitement symptomatique
  - × Prise en charge des complications
  - × Prévention des complications (dénutrition, MTEV..)
  - × Accompagnement psy, prise en charge globale

- Prise en charge nutritionnelle

- **Etiologies d'asthénie chez un malade cancéreux :**
  - Dénutrition
  - Progression tumorale
  - Dépression
  - Anémie
  - Iatrogénie : chimiothérapie
  - Endocrinologique : corticothérapie au long cours donc :
    - Hypocorticisme..

- **Si les marges de résection sont envahies, reprise chirurgicale avant le traitement adjuvant**

2 ITEM 139 : DEPISTAGE DES CANCERS, PREVENTION

- **Cancer du sein :**
  - Femme de 50 à 74 ans
  - Gratuit, tous les 2 ans
  - Mammographie bilatérale de comparative
    - Double lecture, double incidence
  - Biopsie si dépistage positif (ACR 4 et ACR 5)
- **Cancer colo-rectal :**
  - Homme et femme de 50 à 74 ans
  - Gratuit, tous les 2 ans
  - Recherche de sang dans les selles (hémocult®)
  - Coloscopie si dépistage positif
- **Cancer du col utérin :**
  - Femmes de 25 à 65 ans
  - Frottis cervico-vaginal à 25-26-27ans, puis tous les 3ans
  - Recherche de cellules anormales à la jonction pavimento-cylindrique
  - Colposcopie + biopsie si frottis anormal
- **Prévention du cancer du col utérin et vaccin HPV :**
  - Prévention des dysplasies, cancers et condylomes

- Aucun risque infectieux de la vaccination
- Indiqué avant 14ans, ou jusqu'à 23ans, dans la 1ere année de vie sexuelle
- Seulement 4 sérotypes oncogènes inclus : 6, 11, 16, 18
- Le dépistage du cancer par frottis reste indispensable ++
- Ne prévient PAS des IST, le préservatif reste indispensable

3 ITEM 141 : TRAITEMENTS DES CANCERS

- **Traitements adjuvants à connaître :**
  - Ne pas oublier la chambre implantable
  - Colon : Chimiothérapie FOLFOX dès N1 (5-FU, acide folinique, oxaliplatine)
  - Poumon NON à petites cellules : doublet de chimiothérapie (dont Cisplatine) dès p > T1N0
  - Prostate : hormonothérapie par agonistes de la LHRH
  - Mélanome : IFN dès Breslow > 1,5mm et/ou N+
  - Sein :
    - Hormonothérapie si récepteurs positifs (anti-aromatase si ménopausée, Tamoxifène sinon)
    - Immunothérapie spécifique : trastuzumab si HER-2 surexprimé
    - Chimiothérapie adjuvante
- **Effets secondaires des chimiothérapies :**
  - 5-FU : syndrome main-pied, cytopénies, coronarospasme
  - Oxaliplatine : polyneuropathie sensitive, régressive puis définitive
  - Anthracyclines : cardiomyopathie dilatée, cytopénies
  - Taxanes : cytopénies, polyneuropathie sensitive
  - Cisplatine : Néphrotoxicité, ototoxicité, émétisante++
- **Anticorps monoclonaux et thérapies ciblées :**
  - Anti EGF-R : Cetuximab
    - Indication : Cancer colo-rectal et ORL M+

- Toxicité : allergie, diarrhée, cutanée (folliculite)
  - × Anti EGF-R oraux : erlotinib
    - Classe : inhibiteurs de la tyrosine kinase
    - Indication : ADK pulmonaire M+
  - × Anti HER-2 : trastuzumab
    - Indication : cancer du sein si HER-2 surexprimé
    - Toxicité : allergie, insuffisance cardiaque ++
- **Anti angiogéniques :**
  - × Bevacizumab (Anticorps monoclonal)
    - Indication : CCR et cancer du rein Métastatique ++
  - × Sunitinib (inhibiteurs de la tyrosine kinase)
    - Indication : cancer du rein ++
  - × ES : HTA, Embolies artérielles (AVC..), troubles de la cicatrisation, néphropathie glomérulaire
- **Astuce :** Tout cancer N+ nécessite un traitement adjuvant
- **Aspects environnementaux à ne pas oublier +++**
  - × Dimension psycho-sociale :
    - ALD 30, 100%
    - Arrêt de travail ± reclassement
    - Adaptation du domicile si besoin, ergothérapie
    - Accès aux soins : CMU, AME..
    - Soutien psychologique, du patient et de la famille
    - Dispositif d'annonce en 4 temps : Médical / accompagnement soignant / soins de support / relai avec la médecin de ville

- ITEM 141 : EFFETS SECONDAIRES DES CHIMIOTHERAPIES

- **Effets secondaires communs : SALADE**
  - × **S**térilité et tératogénicité → information + CECOS
  - × **A**lopécie → casque réfrigérant + prothèse capillaire
  - × **L**yse tumorale → Hydratation + rasburicase
  - × **A**llergie
  - × **D**igestif :

- Nausées/vomissements → Ondansétron, corticoïdes, métoclopramide, anti NK1
- Mucite → Bains de bouche bicarbonatés
- Diarrhées
- Anorexie, amaigrissement

× h**E**matotoxicité : Cytopénies → Education, ordonnance de NFS, toujours discuter l'hospitalisation et l'antibiothérapie

- **Effets secondaires spécifiques :**
  - × Alkylants et poisons du fuseau → leucémies secondaires
  - × Cisplatine → néphrotoxicité + ototoxicité + émétisant ++
  - × Anthraxycline et Trastuzumab → cardiotoxicité ++
  - × Bléomycine → poumons : PID
  - × 5-FU → coronarospasme et syndrome mains-pieds
  - × Oxaliplatine → neuropathies périphériques et ototoxicité
  - × Taxanes → Colites, neuropathie périphérique
  - × Carboplatine → hématotoxicité majeure
  - × Anti-VEGF → thromboses, retard de cicatrisation, HTA

4 ITEM 147 : CANCERS DU COL ET DU CORPS UTERIN

- **Cancer du col utérin invasif (macroscopique localisé) :**
  - × Ne pas oublier le vaccin HPV en prévention
  - × IRM pelvienne et cystoscopie dans le bilan d'extension
  - × Traitement chirurgical curatif
    - Colpo-hystérectomie élargie avec curage ganglionnaire et examen anatomo-pathologique
  - × Annexectomie bilatérale
- **Cancer de l'endomètre localisé :**
  - × Traitement chirurgical curatif
    - Colpo-hystérectomie + annexectomie, curage ganglionnaire et examen anatomo-pathologique
  - × Traitement adjuvant par curiethérapie ou radiothérapie si
    - Envahissement du myomètre, du col utérin
    - N+
    - Tumeur peu différenciée

5 ITEM 148 : CANCER DU COLON ET RECTUM

- Radio-chimiothérapie néoadjuvante pour les cancer T3, T4 et N+ du bas et moyen rectum
- Pas de traitement néoadjuvant dans les cancers du colon et du haut rectum
- Si N+, chimiothérapie adjuvante de type FOLFOX pour colon et rectum
- Si cancer du bas rectum avec marge < 1cm de la ligne pectinée après radio-chimiothérapie néoadjuvante : amputation abdomino-périnéale

6 ITEM 153 : CANCER DE L'OVAIRE

- **Chirurgie première par laparotomie dont :**
  - × Omentectomie, Hystérectomie
  - × Annexectomie bilatérale, Curage ganglionnaire
  - × examen anatomopathologique
- **Puis chimiothérapie : carboplatine + taxane**

7 ITEM 156 : CANCER DE PROSTATE

- **Complications possibles :**
  - × Métastases osseuses ± fractures pathologiques
  - × Insuffisance rénale aiguë obstructive par envahissement du trigone vésical
  - × ->nécessitent une hormonothérapie rapide en plus du traitement de la complication
    - anti-androgènes en prévention de l'effet flare-up
    - puis agonistes de la LHRH
- **Hormono-résistance :**
  - × Progression tumorale malgré le traitement (augmentation du PSA ou métastase)

  - Et Testostérone effondrée (blocage hormonal efficace)
  - Et après blocage androgénique complet et retrait de l'anti-androgène
  - Indication de chimiothérapie si tous les critères sont présents
- **Surveillance active :**
  - Pour les cancer avec score d'Amico faible
  - TR + PSA tous les 6 mois, biopsies à 1 an puis tous les 3 ans

8 ITEM 157 : CANCER DU POUMON

- **Bilan d'opérabilité :**
  - Gazs du sang
  - Scintigraphie de ventilation/perfusion
  - EFR : VEMS..
  - Bilan des co-morbidités du tabac (ORL +++)
- **Bilan d'extension :**
  - TDM TAP pour les adénopathies, le foie, les surrénales
  - PET-scan obligatoire avant un geste curatif
    - Ne pas oublier hCG et glycémie en pré PET-TDM
  - Imagerie cérébrale : IRM ++
  - Bilan hépatique
- Chimiothérapie adjuvante dans le cancer bronchique non à petites cellules dès > pT1 : doublet dont un sel de platine
- Ne pas oublier l'arrêt du tabac
- Ne pas oublier la déclaration en maladie professionnelle et le FIVA dans le mésothéliome pleural et le cancer bronchique du à l'amiante
- Recherche de la mutation de l'EGF-R pour l'ADK bronchique, pour l'utilisation des inhibiteurs de la tyrosine kinase

9 ITEM 159 : CANCER DU SEIN

- Nodule isolé du quadrant supéro-externe le plus souvent

- TNM :
  - ≤ 2cm = T1
  - ≥ 5cm = T3
  - T4 = tumeur de toute taille avec envahissement cutanée
    - Sein inflammatoire / peau d'orange
    - Nodule de perméation / ulcération cutanée
    - La rétraction cutanée n'est pas un signe d'envahissement ++
- Tumorectomie (conservateur) VS mastectomie (radical)
- Méthode du ganglion sentinelle VS curage extensif
- Chirurgie première sauf T4
- Radiothérapie post-opératoire systématique
- Chimiothérapie si critères de gravité : N+, SBR III...
- Pas de chimiothérapie seulement si T<1cm ET SBR 1 et N0
- Hormonothérapie dès que récepteurs hormonaux positifs
- T4 : chiothérapie première ++, néoadjuvante puis chirurgie
- Ne pas oublier les formes génétiques BRCA 1 et 2 associées aux cancers de l'ovaire

10 ITEM 160 : CANCER DU TESTICULE

- **Nodule testiculaire :**
  - Orchidectomie par voie inguinale
  - Marqueurs tumoraux en pré-opératoire
    - hCG (choriocarcinome si élevée)
    - α-Foeto protéine
    - LDH
- **Maladie métastatique :**
  - Traitement chirurgical + chimiothérapie curatifs
  - Radiothérapie pour les formes séminomateuses seulement

- **Éducation avec apprentissage de l'auto palpation pour dépistage d'une atteinte controlatérale**

CANCEROLOGIE
Questions incontournables

Chapitre 1

1 ITEM 1 : ANNONCE D'UNE MALADIE GRAVE

A – Comment annoncez vous au patient qu'il a un cancer ?

- **Dispositif d'annonce en 4 temps**
- **Temps médical**
  - Au calme, disponibilité : conditions de la consultation
  - Temps à la personne : tenir compte de l'histoire du patient
  - Information progressive, dire le mot cancer
  - Respect des mécanismes de défense
  - Evaluer le retentissement de l'annonce
  - Evaluer la compréhension
  - Conclure sur le projet personnalité se soins
- **Temps paramédical / d'accompagnement soignant**
  - Ecoute, reformulation, réponse aux questions
- **Temps d'accès aux soins de support**
  - Psychologue, diététicien, prise en charge de la douleur
- **Temps d'articulation avec la médecine de ville, informer et inclure le médecin traitant dans la prise en charge**

2 ITEM 135 : TVP ET EMBOLIE PULMONAIRE

A – Quels sont les facteurs de risque de MTEV en cancérologie?

- Généraux :
  - Dénutrition / inflammation
  - Période post opératoire / décubitus
- Spécifiques :
  - Masse compressive sur un axe veineux
  - Métastase / progression tumorale

× Chimiothérapie et traitement anti tumoral
× Chambre implantable

3 Item 140 : Diagnostic des cancers

A – Quand réaliser une consultation d'oncogénétique ?

- ≥ 3 cancers dans la même branche parentale
- ≥ 2 cas de cancer chez des apparentés au 1er degré associé à
  - × survenue précoce
  - × et ou/ bilatéralité / multifocalité
- Plusieurs cas de cancers chez la même personne

B – Quels diagnostics évoquer devant des œdèmes des membres inférieurs chez un patient porteur d'un cancer abdominal ?

- Insuffisance veineuse par compression tumorale
- Thrombose veineuse profonde
- Dénutrition → hypoalbuminémie

4 Item 142 : Prise en charge d'un malade cancereux

A – CAT en cas de refus du traitement ?

- Respect du principe d'autonomie
- Le malade peut refuser tout soin, même vital
- Le refus doit être réitéré, lors d'une 2e visite et/ou consultation
- Le médecin doit informer, essayer de convaincre, expliquer le rapport bénéfice/risque
- Proposer un 2e avis médical
- Le médecin doit tout de même organiser et prodiguer les soins palliatifs
- Avis psychiatrique éventuel pour éliminer une dépression ++
- Le refus doit être noté dans le dossier ++

B – CAT en cas de douleur majeure, en fin de vie, si risque de précipitation du décès ?

- **Loi Léonetti (2005)**

- × Principe du double effet : si la douleur nécessite des paliers 3, les prescrire même s'ils risquent d'accélérer le décès
  - Titration pour rechercher la dose minimale efficace
  - Si les douleurs persistent : augmentation des doses malgré les ES potentiels

C – Quelles sont les mesures disponibles pour lutter contre l'obstination déraisonnable ?

- **Loi Léonetti**
  - × Directives anticipées : valables 3 ans, révocables à tout moment, utilisées si le patient ne peut plus s'exprimer
  - × Personne de confiance : son avis prévaut sur tout autre avis NON médical
  - × Les directives anticipées prévalent sur la personne de confiance
  - × L'avis médical pluridisciplinaire prévaut sur les directives anticipées

D – Comment se déroule la démarche d'arrêt du traitement curatif ?

- Démarche collégiale ++, avis pluridisciplinaire
- La responsabilité de la décision incombe au médecin
- Elle doit être justifiée dans le dossier
- Implique la mise en œuvre de soins palliatifs
- Se fait en accord avec le patient et sa famille

E – Quand opère-t-on les métastases ?

- **À visée curative**
  - × Site métastatique unique, d'apparition tardive
  - × Maladie contrôlée par ailleurs
    - Exemple : métastase hépatique de cancer colorectal
  - × Maladie chimiosensible dont on veut réduire la masse tumorale totale
    - Ex : carcinose péritonéale de cancer ovarien

- **À visée fonctionnelle**
  - En cas de compression médullaire, de métastase cérébrale
  - En cas de lésion osseuse pré-fracturaire

F – CAT en cas de syndrome cave supérieur ?

- Urgence vitale
- Corticothérapie IV forte dose
- Anticoagluation efficace
- Polychimiothérapie en urgence (attention pas de pose de PAC car circulation collatérale)
- ± endoprothèse vasculaire

G – CAT en cas de chimiothérapie chez un patient diabétique ?

- Arrêt des sulfamides hypoglycémiants
- Attention au déséquilibre du diabète engendré par la corticothérapie systématique
- Risque infectieux majoré ++ donc surveillance stricte

H – CAT devant une métastase osseuse asympatomatique ?

- Evaluation du risque fracturaire
- Discuter une chirurgie préventive le cas échéant
- Biphosphonates
- Dénosumab

5 ITEM 345 : VOMISSEMENTS

A – Prise en charge des vomissements induits par une chimiothérapie fortement émétisante ? (P)

- Vomissements anticipés → anxiolytiques
- Vomissements immédiats
  - Corticoides : 1 mg/kg/j
  - Ondansétron (anti 5HT3) : 8 mg x 3/j

    - Aprépitant (anti NK1) : 125 mg /j
    - Métoclopramide : 10 mg x 3/j
- Vomissements retardés
    - Corticoides : 1 mg/kg/j
    - Aprépitant : 80 mg/j pendant 2j

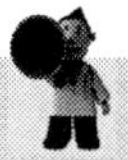

POINTS CLES DERNIERES MINUTES

- Recherche et contrôle des facteurs de risque cardiovasculaires
- Rechercher toutes les localisations athéromateuses
- Prévention de l'endocardite infectieuse
- Éducation du patient aux AVK
- Contre indication absolue de l'IRM si le patient a un pace maker
- Retentissement de l'HTA : CROCHA
- NPO que coro = produit de contraste

1 ITEM 80 : ENDOCARDITE INFECTIEUSE

- Un AVC fébrile est une endocardite infectieuse jusqu'à preuve du contraire : contre indication de la thrombolyse
- Coloscopie indispensable, à la recherche d'un CCR si endocardite à germes digestifs : S. bovis, entérocoques..
- Ne pas oublier de rechercher et de traiter une porte d'entrée éventuelle
- Recherche de localisations infectieuses secondaires, d'embols septiques
- Un trouble de conduction de novo (BAV) sur une endocardite infectieuse doit faire suspecter un abcès septal +++
- Signes extra-cardiaques d'endocardite : **SEPHORA** :
  - × **S**plénomégalie
  - × **E**rythème palmo-plantaire de Janeway
  - × **P**urpura pétéchial
  - × **H**ippocratisme digital

- **O**sler : faux panaris d'Osler
- **R**oth : Tâches de Roth au fond d'œil
- **A**rthralgies

2 ITEM 128 : ATHEROME

- Devant toute manifestation athéromateuse (AVC/IDM/AOMI..) :
  - Rechercher les autres localisations athéromateuses
  - Rechercher tous les facteurs de risque cardiovasculaire
  - Rechercher le retentissement des facteurs de risque
- **Prévention secondaire : MASIC**
  - **M**HD
  - **A**spirine
  - **S**tatine
  - **I**EC
  - **C**orrection des autres FDRCV

3 ITEM 130 : HYPERTENSION ARTERIELLE

- **Organes cibles de l'HTA : CROCHA**
  - **C**œur : cardiomyopathie hypertrophique
  - **R**ein : Néphropatie vasculaire, néphroangiosclérose
  - **Œ**il : rétinopathie hypertensive
  - **C**erveau : facteur de risque majeur d'AVC
  - **H**émato : micro-angiopathie thrombotique
  - **A**rtères
- **Etiologies des HTA secondaires : ACHETRA**
  - **A**pnée du sommeil
  - **C**oarctation de l'aorte
  - **H**yperaldostéronisme/Hypercorticisme
  - **E**ndocrino : Phéochromocytome / hyperthyroïdie / acromégalie
  - **T**oxiques : réglisse / médicaments
  - **R**eins : IRC / sténose de l'artère rénale +++
  - **A**lcool

4 ITEM 132 : INFARCTUS DU MYOCARDE

- Angor spontanée trinitro-sensible < 20mn + troponine négative = angor instable
- Douleur thoracique + modification ECG + augmentation de la troponine = infarctus du myocarde
- Le bénéfice de la revascularisation coronaire est maximal pour les SCA avec sus décalage du ST
- ECG 18 dérivations indispensable +++
- Ordonnance post infarctus : **C.BASIC.TEO** :
  - **C**orrection des facteurs de risques cardiovasculaires
  - **B**eta-bloquants
  - **A**spirine : 75 mg/j
  - **S**tatines
  - **I**EC
  - **C**lopidogrel : 1 an en post stent si SCA
  - **T**rinitrine à la demande, sublinguale
  - **E**plérenone si FEVG < 40%
  - **O**méga 3
- **Ne pas oublier de rechercher les facteurs déclenchants :**
  - ACFA, anémie +++ chez la personne âgée..
- Ne pas oublier l'héparine pour la coronarographie, associée à l'aspirine et au clopidogrel
- A la phase aiguë, on ne revascularise que l'artère responsable des symptômes
- Diminution rapide de la troponine si revascularisation efficace
- Chez l'enfant et l'adolescent : suspecter une myocardite devant une douleur thoracique

5 ITEM 197 : DOULEUR THORACIQUE

- Attention, le bloc de branche gauche, le pace maker, le syndrome de wolf parkinson white neutralisent la valeur diagnostique de l'ECG
- Ne pas oublier de faire un ECG devant une douleur épigastrique
- La troponine est inutile au diagnostic d'IDM s'il y a un sus décalage du segment ST et une douleur typique
- Si doute diagnostique : échographie cardiaque, sans retarder la prise en charge :
    - × Si BBG : ETT pour valider l'IDM pendant l'organisation de la reperfusion

6 ITEM 209 : PERTE DE CONNAISSANCE BREVE

- Une perte de connaissance brutale avec retour rapide et immédiat à un état de conscience normal est une syncope cardiaque

- (attention au diagnostic différentiel avec crise comitiale)
- Les mouvements cloniques et le relâchement des sphincters ne sont pas spécifiques ≠ du stertor et la confusion post critique dans la comitialité
- **Syncopes :**
    - × Cardiogéniques :
        - Bradycardie, BAV, BSA, hypersensibilité sino-carotidienne
        - Tachycardie, torsade de pointe
    - × D'effort :
        - Rétrécissement aortique serré
        - Cardiomyopathie obstructive
    - × Embolie pulmonaire (grave seulement)
    - × Périphériques :

- Hypotension orthostatique : hypovolémie +++, dysautonomie (diabète, parkinson..)..
- Vaso-vagale : anamnèse typique, signes d'accompagnements : nausées, etc..

- **Prise en charge :**
  - × Hospitalisation
  - × Ne pas oublier les conséquences du traumatisme +++
  - × Recherche d'une hypotension orthostatique et d'une polymédication
  - × ECG en urgence : seul examen obligatoire, les autres sont guidées par la clinique

7 ITEM 236 : FIBRILLATION AURICULAIRE

- Clinique variable : palpitations, dyspnée, lipothymie, OAP...
- **ECG : irrégularité des complexes QRS = ACFA**
  - × Des complexes QRS larges n'éliminent pas le diagnostic
- « Mal tolérée » = mauvaise tolérance hémodynamique
- **Ralentissement / anticoagulation / prévention des récidives**
- **Réduction VS Ralentir (contrôle sans réduction)**
  - × Réduction :
    - En urgence si mauvaise tolérance hémodynamique
    - Après 28j d'anticoagulation efficace si bien tolérée
    - Ou après ETO objectivant l'absence de thrombus intra auriculaire
    - Possible d'emblée si ACFA < 6H
    - -> Tentative pharmacologique : Amiodarone,
    - -> Si échec : cardioversion
  - × Contrôle / ralentissement :
    - Si ACFA récidivante
    - Si ACFA bien tolérée
    - -> Beta bloquants en l'absence de contre indication
    - -> Digitaliques si beta-bloquants contre indiqués

- **Anticoagulation :**
  - Risque embolique +++ : score de CHA_2DS_2 VASc
    - Pas d'anticoagulation si = 0
    - AVK si ≥ 2, INR cible 2-3 +++
    - Aspirine ou AVK si =1
  - Risque hémorragique évalué par score HASBLED, bénéfice/risque
- **Prévention des recidives :**
  - Anti-arythmiques :
    - Flecaïnide seulement si non coronarien
    - Amiodarone (attention PID et dysthyroïdie)
    - Beta bloquants
- **Ne pas oublier le pace maker si maladie rythmique auriculaire**
- Discuter l'utilisation des nouveaux anticoagulants oraux si ACFA non valvulaire : dabigatran, rivaroxaban

8 ITEM 249 : INSUFFISANCE AORTIQUE

- Maladie annulo-ectasiante si anévrysme de l'aorte ascendante associé

- Remplacement valvulaire prothétique si :
  - IA sympatomatique +++ (dyspnée)
  - Dilatation aortique supérieure à 55mm (chirurgie de Bentall)
  - FEVG < 50%

9A ITEM 250 : INSUFFISANCE CARDIAQUE AIGUË, OAP

- **Diagnostic positif :**
  - Clinique : dyspnée aiguë, crépitants bilatéraux en marée montante, absence de fièvre
  - Radio de thorax : syndrome alvéolo-interstitiel bilatéral
  - Biologie : augmentation du BNP

- **Signes de gravité :**
  - Clinique : Etat de choc (cardiogénique), crépitants > 50% des champs pulmonaires, désaturation, cyanose
    - Attention pas de cyanose si anémie
  - Radiologique : « poumons blancs »
  - Gazométrique : hypoxémie, hypercapnie = grave, acidémie
  - Biologie : corrélation de la gravité avec l'augmentation du BNP
- **Facteurs déclenchants :**
  - AC/FA
  - Anémie
  - Rupture de traitement (attention aux vomissements)
  - Nécrose, ischémie : symptomatique ou silencieuse (diabétique +++)
- **Cardiopathie sous jacente à rechercher +++ :**
  - ECG + troponine systématiques pour l'ischémie
  - Echographie doppler cardiaque trans-thoracique pour les valvulopathies
  - Ne pas oublier la dysfonction diatolique du VG chez le sujet âgé : HTA, Anémie..
    - Une écho normale n'élimine pas le diagnostic -> faire le BNP
- **Traitement :**
  - Oxygénothérapie ± ventilation non invasive en pression positive
  - Médicamenteux : diurétique de l'anse + dérivé nitrés (en l'absence d'hypotension)

9B ITEM 250 : INSUFFISANCE CARDIAQUE CHRONIQUE

- Traitement étiologique chaque fois que possible
- Traitement des facteurs aggravants : anémie, etc..
- **Traitement non médicamenteux +++ :**
  - Education :
    - NaCl < 6g/j

- Exercice physique / réentrainement cardiaque à l'effort
- Vaccination grippe et pneumocoque
- Pas d'automédication

- **Traitement médicamenteux**
  - × Diurétiques de l'anse à dose minimale efficace
  - × IEC à dose maximale tolérée
  - × Beta-bloquants à dose maximale tolérée
  - × Anti-aldostérone (surveiller la kaliémie)
- **Resynchronisation cardiaque, défibrillateur implantable si FEVG < 30%**
- Evoquer la transplantation cardiaque si âge < 65 ans

10 ITEM 251 : INSUFFISANCE MITRALE

- ETO indispensable
- Plastie mitrale +++ ou remplacement valvulaire prothétique si :
  - × IM symptomatique
  - × FEVG < 60%

11 ITEM 281 : RETRECISSEMENT AORTIQUE

- RA symptomatique = RA serré

- Remplacement valvulaire prothétique si :
  - × RA serré symptomatique +++
  - × RA serré asymptomatique au repos mais symptômes ou signes ECG d'effort (angor fonctionnel, syncope..)
  - × FEVG < 50%

- **Tachycardie irrégulière à QRS fins = ACFA**
- Tachycardie régulière à QRS fins = Tachycardie supra ventriculaire
- Manœuvres vagales pour caractériser la tachycardie à QRS fins :
  - Massages carotidiens / manœuvre de Valsalva
  - Compression des globes oculaires
  - Mais aussi injection de striadyne : BAV médicamenteux
    - L'asthme contre indique formellement la striadyne
- **Action des manoeuvres vagales sur la tachycardie à QRS fins :**
  - Si tachycardie sinusale : ralentissement simple
  - Si flutter : meilleure visualisation des ondes F
  - Si tachycardie atriale : ondes P'
  - Si tachycardie jonctionnelle : peut se réduire

Cardiologie
Questions incontournables

Chapitre 2

1 ITEM 80 : ENDOCARDITE INFECTIEUSE

A – Dans quels cas faut-il avoir recours à une antibioprophylaxie et quelle est-elle ?

- **Patients :**
  - Porteurs de prothèses valvulaires
  - Et/ou ayant un antécédent d'endocardite infectieuse
- **Gestes :**
  - Dentaires uniquement, touchant la gencive
  - (Plus d'indication pour les chirurgies digestives)
- **Antibioprophylaxie :** Amoxicilline 2g, 1h avant le geste

2 ITEM 130 : HYPERTENSION ARTERIELLE

A – Quelle est la définition de l'HTA résistante ?

- Pression artérielle > 140/90 malgré :
  - Trithérapie anti-hypertensive dont un diurétique thiazidique

B – CAT en cas d'HTA résistante ?

- Eliminer un défaut d'observance, un régime mal suivi
- Eliminer une fausse HTA (blouse blanche, brassard inadapté)
- Rechercher une HTA secondaire

C – Quel bilan paraclinique minimal réalisez vous devant une HTA ?

- **HULK CASE**
  - **H**émato : NFS
  - **U**rines : Bandelette urinaire
  - **L**ipides : Exploration d'une anomalie lipidique

- × **K**aliémie sans garrot, ionogramme sanguin
- × **C**réatininémie avec calcul du DFG
- × **A**cide urique sérique
- × **S**ucre : glycémie veineuse à jeun
- × **E**CG de repos

3 ITEM 132 : ANGINE DE POITRINE ET IDM

A – Quels sont les signes de gravité de l'épreuve d'effort ?

- Hypotension artérielle d'effort
- Douleur et/ou signes ECG pour un effort faible
- Arythmie maligne d'effort
- Sous décalage du segment ST > 2mm
- Sus décalage du segment ST

B – Quels sont les risques de la coronarographie ?

- Hématome au point de ponction
- IDM par dissection de coronaire
- Syndrome des embols de cholestérol
- Allergie au produit de contraste iodé
- IRA : Nécrose tubulaire aiguë au produit de contraste

C – Comment choisir la technique de revascularisation coronaire dans les SCA avec sus décalage du ST ?

- Thrombolyse seulement si délai d'acheminement long, > 90 mn et < 3h du début des symptômes, en l'absence de contre indications +++
- Coronarographie + angioplastie primaire dans les autres cas

D – Quelles sont les étiologies à évoquer devant un état de Choc associé à un infarctus du myocarde ?

- **S'il y a un OAP = choc cardiogénique :**
  - × Infarctus étendu (dobutamine, contrepulsion, ECMO..)
  - × Avec facteur aggravant: par exemple ACFA (traitement du facteur aggravant +++)
  - × Récidive d'IDM sur FEVG altérée

- **S'il n'y a pas d'OAP :**
  - × Associé à des signes d'insuffisance ventriculaire droite :
    - IDM étendu au VD (coronarographie sans délai +++)
    - Embolie pulmonaire associée
    - Hémopéricarde / Tamponnade (rupture myocardique)
  - × Sans signes d'insuffisance ventriculaire droite : choc hypovolémique
    - Absolue : déshydratation extra cellulaire / saignement
    - Relative : surdosage en nitrés / syndrome vagal / allergie au produit de contraste (coronarographie)

E – Quels sont les signes d'insuffisance ventriculaire droite aigue ?

- Turgescence jugulaire
- Reflux hépato-jugulaire
- Hépatomégalie
- Hépatalgie d'effort
- Dilatation des veines caves à l'échographie cardiaque
- Pas d'œdèmes de membres inférieurs en aigu.

4 ITEM 135 : EMBOLIE PULMONAIRE

A – Quels sont les signes ECG d'une embolie pulmonaire massive ?

- Aspect de S1Q3
- Tachycardie sinusale
- Bloc de branche droit

B – Quels sont les marqueurs biologiques de gravité d'une embolie pulmonaire ?

- Augmentation du BNP
- Augmentation de la troponine (hypoxie myocardique)
- Hypoxémie et hypercapnie aux gas du sang artériels

5 ITEM 197 : DOULEUR THORACIQUE

A – Quelles sont les étiologies à évoquer devant une doul thoracique prolongée et permanente ?

- **PIED :**
  - × **P**éricardite, Pleurésie, Pneumothorax, Pneumopathie
  - × **I**nfarctus du myocarde
  - × **E**mbolie pulmonaire
  - × **D**issection aortique +++ (toujours l'évoquer)
- **Mais aussi urgences digestives à ne pas négliger**

6 ITEM 198 : DYSPNEE AIGUË

A – Quelles sont les étiologies à évoquer devant une dyspnée aiguë ?

- OAP
- Embolie pulmonaire
- Pneumopathie
- Pneumothorax
- Épanchement pleural
- Crise d'asthme
- Décompensation de BPCO

7 ITEM 236 : FIBRILLATION AURICULAIRE

A – Quel bilan étiologie réalisez vous devant une fibrillation auriculaire ?

- Ionogramme dont Kaliémie +++
- TSH +++
- NFS pour anémie
- hCG
- Troponine
- ETT

A – Que recherchez vous à l'échographie doppler cardiaque ?
(Plan de réponse type, valable pour toutes les valvulopathies)

- **Diagnostic positif :** objective la régurgitation valvulaire
- **Diagnostic étiologique :**
  - × Aiguë : Dissection aortique, endocardite infectieuse
  - × Chronique :
    - Dégénératif : maladie annulo-ectasiante
    - Congénital : bicuspidie aortique
    - Rhumatisme articulaire aigu
- **Diagnostic de gravité :**
  - × Gradient transvalvulaire
  - × Volume régurgité
- **Retentissement :**
  - × Dilatation de l'aorte ascendante
  - × FEVG
- **Recherche de valvulopathies associées**

B – Quel est votre bilan pré-opératoire de remplacement valvulaire ? (valable pour toute chirurgie cardiaque)

- Calcul de l'EURO-Score
- ECG
- Radio de thorax
- Coronarographie +++
- Echographie doppler :
  - × Cardiaque trans-thoracique ± trans-oesophagienne
  - × Des TSA ± des membres inférieurs
- Infectieux :
  - × Recherche de bactéries multi-résistantes nasales (risque de médiastinite post opératoire)
  - × Consultation ORL et stomatologique
  - × ECBU
- Gazs du sang et EFR si BPCO

- Biologie pré opératoire standard
- Bilan pré-transfusionnel

9 ITEM 309 : ELECTROCARDIOGRAMME

A – Quelles sont les étiologies des sus décalages du segment ST ? : PARIS

- **P**éricardite ; tétrade de Holtzmann
- **A**névrysme du ventricule gauche
- **R**epolarisation précoce
- **I**nfarctus du myocarde
- **S**pasme coronaire : angor de Prinzmetal, 5-FU

10 ITEM 325 : PALPITATIONS

A – CAT devant une torsade de pointe ?

- Accélération de la fréquence par de l'isoprénaline
- Sulfate de magnesium
- Sonde d'entrainement electrosystolique
- Traitement étiologique si possible (ex : KCl si hypoKaliémie)
- Arrêt immédiat des traitements allongeant le QT

Dermatologie - Vénérologie
Flash items tombables

Chapitre 3

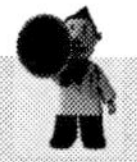

POINTS CLES DERNIERES MINUTES

- SAT – VAT
- Photo / schéma des lésions
- Examen de l'ensemble du tégument
- Emollients / Dermocorticoides
- Isotrétinoïne = accord de soins signé + contraception + hCG
- Traitement de la porte d'entrée infectieuse
- Photoprotection / autosurveillance / dépistage familial
- Prévention des IST

1 ITEM 84 : INFECTION A HERPES VIRUS

- **Herpès : HSV 1 et 2 :**
  - × Erosion polycyclique en bouquet vésiculo-crouteuse
  - × Traitement :
    - Valaciclovir 10j per os si primo infection
    - Mesures associées : Bains de bouche, rapports potégés, etc..
  - × Prévention des récidives si ≥ 6/an : valaciclovir et éviction des facteurs favorisants

- **Varicelle : VZV**
  - × Plusieurs lésions prurigineuses d'âge différent
  - × Papules, vésicules ± ombiliquées puis croutes, sur un halo érythémateux
  - × Complications :
    - Surinfection : Impétiginisation +++, folliculite, érysipèle, fasciite…

- Chez l'adulte : pneumopathie varicelleuse, risque de SDRA

- **Zona : réactivation de VZV**
  - × Chez l'immunodéprimé +++ : un zona avant 50 ans doit faire évoquer une infection par le VIH !!
  - × Topographie : dermatome unilatéral (intercostal +++)
  - × Diagnostic clinique sauf chez la femme enceinte
  - × Zona ophtalmique :
    - Traitement systématique en prévention des douleurs post zostériennes et des complications ophtalmo
    - Antiviral local et général : aciclovir

2 ITEM 85 : PRIMO-INFECTION VIH

- Clinique : fébricule, syndrome grippal, érythème maxuleux roséoliforme
- **Indications du traitement de la primo-infection VIH :**
  - × > 3 symptômes
  - × signes sévères, neurologiques par exemple
  - × infection opportuniste associée
  - × CD4 < 500/mm^3
  - × Primo-infection au cours de la grossesse +++

3 ITEM 87 : INFECTIONS CUTANEO-MUQUEUSES

- **Impétigo** :
  - × Péri-orificiel
  - × Streptocoque β-hémolytique du groupe A ou S. aureus
  - × Contagiosité +++
  - × Croutes jaunes mellicérique

- Chez le nouveau né : **épidermolyse staphylococcique** :
  - × S. aureus avec toxine de Panton et Valentine
  - × Porte d'entrée = cordon ombilical (importance des soins)

- Clinique : fièvre, signes de choc, érythrodermie

- **Erysipèle** :
  - Contrôle de la BU à 3 semaines
  - Si récidivant : extencilline retard toutes les 2 semaines

4 ITEM 95 : INFECTIONS SEXUELLEMENT TRANSMISSIBLES

- **Syphilis :**
  - Une ulcération génitale est une syphilis jusqu'à preuve du contraire : chancre = phase primaire
  - Une ulcération amygdalienne est une syphilis JPDC
  - Phase secondaire :
    - Roséole syphilitique
    - Plaques fauchées muqueuses
    - Paralysie faciale périphérique, uvéite..
  - TPHA – VDRL puis suivi sur le VDRL quantitatif
  - Traitement :
    - Syphilis précoce : Péni G retard en IM, 1 injection
    - Tardive ou échec : 3 injections

- **Urétrite à gonocoque**
  - Diplocoque gram –
  - Douleurs à type de lames de rasoir
  - Prélèvement urétral systématique
  - C3G IM en monodose (+ azithromycine PO, toujours associé au traitement du C. Trachomatis)

5 ITEM 101 : MALADIE DE LYME

- Maladie professionnelle
- Borrelia burgdoferi
- **Phase primaire** : érythème chronique migrans
  - Pathognomonique
  - Traitement : amoxicilline 14j ou doxycyline 14j

- **Phase secondaire** : méningo-radiculite, arthrite, myocardite
  - Ne pas oublier l'ECG (BAV)
  - Sérologie ± ponction lombaire
  - Traitement : ceftriaxone 21j

6 ITEM 114 : ALLERGIES CUTANEO-MUQUEUSES

- **Dermatite atopique :**
  - Signe de Denis Morgan : double repli palpébral inférieur = marqueur d'atopie
  - Clinique :
    - Lichénification des convexités de la face épargnant les sillons naso-géniens, suintant
  - Risque de pustulose varioliforme de Kaposi-Juliusberg +++
    - Surinfection par HSV d'une dermatite atopique = urgence vitale
    - Hospitalisation, Aciclovir IV, soins locaux, remplissage…

- **Eczema de contact :**
  - Lésions vésiculo-crouteuses et suintantes
  - Maladie professionnelle, patch test, reclassement pro
  - Traitement : dermocorticoïdes et mesures associées

- **Urticaire :**
  - Papule érythémateuse prurigineuse, fugace et migratrice
  - Attention au risque d'œdème de Quicke et anaphylaxie

7 ITEM 123 : PSORIASIS

- **Clinique :**
  - Unguéal : dépressions ponctuées en dé à coudre
  - Zones bastions, coudes-genoux : examen de tout le tégument

- × Intertrigo inter fessier bien limité ± fissuraire
- × ± Rhumatisme psoriasique
- × Risque d'érythrodermie lors de sevrage d'une corticothérapie

- **Facteurs déclenchants les poussées : TAMPI**
  - × **T**rauma, toxiques, tabac
  - × **A**lcool
  - × **M**édicaments : IEC, β-bloquants, lithium
  - × **P**sychologique : stress...
  - × **I**nfections dont VIH
- Ne pas oublier la contraception associée au rétinoïdes (jusqu'à 2 ans après)
- Le psoriasis est un facteur de risque cardiovasculaire car il peut induire un syndrome métabolique

8 ITEM 149 : TUMEURS CUTANEES

- **Mélanome** :
  - × Types : Superficiel, nodulaire, acral (paumes et plantes), de Dubreuilh (extension lente sur région photoexposée)
  - × JAMAIS de biopsie +++
  - × Exérèse complète avec reprise chirurgicale systématique selon indice de Breslow
  - × Critères de gravité anapath :
    - Indice de Breslow, niveau de Clark, embols vasculaires et lymphatiques, index mitotique, ulcération
  - × Examen de l'ensemble du tégument indispensable, donc muqueuses, suivi à vie
  - × Examen spécialisé de l'entourrage, dépistage
  - × Autosurveillance à vie
  - × Photo-protection

- **Carcinome basocellulaire :**
  - Types : Nodulaires, sclérodermiforme, plan superficiel
  - Perle épithéliomateuse et télangiectasique
  - Malignité strictement locale

- **Carcinome épidermoïde :**
  - Sur lésion pré-cancéreuse : kératose actinique, maladie de Bowen, leucoplasie
  - Attention aux formes récidivantes et d'évolution rapide chez le transplanté (ne doit pas faire arrêter le traitement anti-rejet)

9 ITEM 204 : GROSSE JAMBE ROUGE AIGUË

- **Fébrile = Dermo-hypodermite aiguë : érysipèle :**
  - Streptocoque β-hémolytique du groupe A
  - Rechercher la porte d'entrée : intertrigo inter-orteil +++
  - Marquer les limites
  - Contre indication absolue des AINS
  - Prévention des récidives :
    - Hygiène locale
    - Lutte contre la stase : contention élastique
    - En dernier recours : antibioprophylaxie par Péni V orale ou long cours

- **Ne pas passer à côté d'une fasciite nécrosante +++ :**
  - Recherche de marqueurs de gravité :
    - Fièvre élevée, absence de réponse au traitement médical, confusion
    - Tachycardie, tachypnée, oligurie, hypotension artérielle
    - Co-morbidités : diabète, obésité
    - Biologie : élévation des CPK, CIVD, insuffisance rénale

- Locaux : douleur, œdème intense, bulle hémorragiques, hypoesthésie, nécrose focale

10 Item 329 : Prurit

- Tout prurit est une gale jusqu'à preuve du contraire
  - × Rechercher les lésions élémentaires :
    - Nodules scabieux, sillons scabieux, vésicules perlées

Dermatologie
Questions incontournables

Chapitre 3

1 Item 87 : Infections cutaneo-muqueuses

A – Quelles pathologies peuvent être responsables d'une perlèche ?

- Un homme jeune avec une perlèche = syphilis jusqu'à preuve du contraire
- Streptocoque β-hémolytique du groupe A
- Candida albicans
- Herpes simplex
- S. aureus

2 Item 149 : Tumeurs cutanees

A – Quelles sont les lésions pré-cancéreuses dermatologiques ? (facteur de risque de carcinome épidermoïde**)**

- Kératose actinique
- Malade de Bowen (carcinome in situ)
- Leucoplasie muqueuse, lichen plan, lichen scléreux
- Cicatrice de brûlure
- Séquelles de radiodermite
- Ulcère chronique (de jambe par exemple)
- Cicatrice de lupus

3 Item 314 : Enantheme, Exantheme

A – Pathologies à évoquer devant des lésions érosives de la langue ?

- **Aiguës :**
    - × Polycycliques = gingivostomatite herpétique

- × Syphilis : plaques fauchées muqueuses
- × Primo-infection VIH

- **Chroniques :**
  - × Cancer de la langue jusqu'à preuve du contraire
  - × Aphtose : Crohn, Behçet ..

B – Quelles sont les étiologies à évoquer devant un érythème polymorphe ? (lésion annulaire en cocarde bilatérale et symétrique des distalités)

- HSV = 1ère cause d'érythème polymorphe
- Mycoplasma pneumoniae : y penser si pneumopathie atypique
- ± toxidermie (iatrogénie)

C – Quelles sont les étiologies à évoquer devant des lésions palmo-plantaires ?

- Syphilis : syphilides
- Syndrome pied-main-bouche : Coxsackie virus
- Psoriasis
- Érythème polymorphe (Herpès, Mycoplasma pneumoniae)
- Toxidermie
- ± Fièvre boutonneuse méditéranéenne

D – Quelles sont les étiologies à évoquer devant une érythrodermie ?

- **PEMPHIGU :**
  - × **P**soriasis
  - × **E**czema
  - × **M**édicaments : DRESS
  - × (**P**ytiriasis rubra)
  - × **H**émato : lymphome T cutané
  - × **I**nfections : VIH, épidermolyse staph…
  - × **G**ale
  - × (Leiner mo**U**ssous)

Endocrinologie - Nutrition
Flash items tombables

Chapitre 4

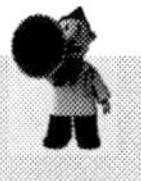

POINTS CLES DERNIERES MINUTES

- Régime après enquête alim / MHD / éducation
- Equilibrer le diabète
- Dysthyroïdie = ECG
- ATS = contraception
- Arrêt du tabac et soins occulaires pour Basedow
- ISL : hypoglycémie / hyponatrémie / hyperkaliémie
- Autosurveillance / autoadaptation / HbA1c

1 NUTRITION

- Résumés de prise en charge :
  - × Obésité : Restriction calorique, alimentation équilibrée, prise en charge des TCA et des comorbidités
  - × DT2 : restriction calorique, 55-30-15%, diminuer les lipides
  - × Hypercholestérolémie : diminuer les apports en lipides saturés et cholestérol
  - × Hypertriglycéridémie : diminuer les apports caloriques, l'alcool et le fructose
  - × HTA : restriction sodée
  - × Insuffisance cardiaque : restriction sodée, arrêt de l'alcool
  - × Insuffisance respiratoire : augmenter les proteines, lutte contre la dénutrition
  - × Protéinurie / syndrome néphrotique : restriction sodée et en protéines (0,8 g/kg/j)
  - × Insuffisance rénale : restriction sodée, en protéines, en potassium et supplémentation en calcium et vit D

- Lithiase urinaire : hydratation +++ alcalinisation des urines
- Goutte : alcalinisation des urines, diminuer les aliments riches en purine
- Ostéoporose : supplémentation en vit D et calcium, lutte contre la dénutrition
- Hépatite virale chronique : pas d'alcool, diminuer les aliments riches en graisse
- Pancréatite chronique : pas d'alcool, alimentation riche ne protéines (lutte contre dénutrition), diminution des graisses
- Maladie cœliaque : éviction du gluten (SABO)

2 ITEM 17 : DIABETE ET GROSSESSE

- Toutes les complications de la grossesse sont plus fréquentes chez la diabétique

- **Objectifs glycémiques stricts :**
  - < 0,95 g/L à jeun
  - < 1,20 g/L à H2

- **Diabète pré-existant :**
  - Grossesse programmée
  - Arrêt des ADO si DT2 → relai insuline

- **Dépistage du diabète gestationnel si : 1 parmi**
  - Age ≥ 35 ans
  - IMC ≥ 25
  - Antécédent familial de diabète
  - Antécédent personnel de diabète gesta ou de macrosomie

- **Modalités du dépistage :**
  - Glycémie à jeun à la 1ère consultation
    - Si ≥ 0,92 g/L = diabète gestationnel
    - Si ≥ 1,26 g/L = DT2 pré-gestationnel
  - Si négatif ou non fait à la 1ère consultation :
    - HGPO 75g, une valeur supérieure au seuil = DG

- ≥ 0,92 g/L à jeun
- ≥ 1,80 à H1
- ≥ 1,53 à H2

- **Prise en charge du diabète gestationnel :**
  - MHD, régime
  - Si objectifs glycémiques non atteints : insuline
  - Surveillance ultérieure rapprochée car facteur de risque de DT2 et d'obésité chez l'enfant

3 ITEM 42 : ANOREXIE MENTALE

- **5 critères pour le diagnostic de certitude** :
  - IMC < 17,5
  - Evitement alimentaire, stratégie de contrôle de poids
  - Troubles de l'image corporelle, peur de grossir
  - Hypogonadisme hypogonadotrope, T3 basse
  - Si avant la puberté : arrêt ou ralentissement

- **Diagnostics différentiels :**
  - DT1, hyperthyroïdie, ISL, maladie coeliaque, MICI +++
  - Lymphome, BK, tumeurs intra crâniennes, dépression

- **Signes de gravité :**
  - IMC < 13, perte ≥ 1kg/semaine
  - Pas < 80 mmHg, bradycardie, cyanose, T°< 35°
  - Potassium < 2,5
  - Attention au refeeding syndrome (phosphorémie+++)

- **Prise en charge :**
  - Contrat de poids,
  - Supplémentation en phosphore (prévient refeeding Sd)
  - Réalimentation orale si possible
  - Psychothérapie, TCC, multidisciplinaire

4 ITEM 110 : EVALUATION DE L'ETAT NUTRITIONNEL

- Interrogatoire alimentaire et recherche de conséquences de la dénutrition
- Evaluer l'IMC : taille - poids
- Anthropométrie : pli cutané et circonférence brachiale
- Albumine / préalbumine
- Indice de Buzby

5 ITEM 129 : DYSLIPIDEMIES

- Risque athérogène seulement si LDL augmentés
- LDL ↑ et TG normaux = type II
- Toujours Statines en 1ère intention pour ↓ LDL
- ↑ des TG et VLDL = type IV : risque de pancréatite

6 ITEM 130 : HTA SECONDAIRE DE L'ADULTE

- **Hyperaldostéronisme primaire :**
  - × Aldostérone ↑, rénine ↓, ± hypokaliémie
  - × A rechercher si :
    - HTA et hypokaliémie
    - HTA résistante au traitement
    - HTA chez un sujet jeune
      → doser aldostérone et rénine en position couchée et sans traitement interférant
      - Si aldo ↑ et rénine ↓ : TDM des surrénales
        → recherche adénome de Conn ou hypertrophie bilatérale des surrénales

- **Phéochromocytome :**
  - × Triade de Ménard : céphalées, sueurs, palpitations
  - × NEM 2 à rechercher
  - × Dosage des cathécolamines urinaires

- × Traitement chirurgicale spécialisé après préparation médicale : alpha et béta bloquants +++

- **Syndrome de Cushing :**
  - × Cortisolurie des 24h ou cortisolémie à minuit ou test de freinage à la DXM
  - × Si hypercorticisme → doser l'ACTH
    - Bas ou freiné = adapté = périphérique : ACTH indépendant
      → Adénome surrénalien, corticosurrénalome, hyperplasie bilatérale des surrénales
    - Normal ou élevé = inadapté = central : ACTH dépendant
      → Maladie de Cushing, ou ectopique (ACTH-rp) : paranéoplasique

7 ITEM 206 : HYPOGLYCEMIE

- **Chez le diabétique : dès < 0,7 g/L**
  - × Insulinotraité : traitement par glucagon + G30
  - × Sous sulfamides : PAS de glucagon
- **Chez le non diabétique : dès < 0,6 g/L**
  - × Iatrogène
  - × Pathologie générale sévère, endocrinopathie
  - × Insulinome

- **Diagnostic : Triade de Whipple :**
  - × Malaise, signes adrénergiques, neuro
  - × Glycémie basse
  - × Correction rapide après apport de sucre +++
  - × Sinon épreuve de jeune
- Dans tous les cas, resucrage en urgence +++

8 ITEM 220 : ADENOME HYPOPHYSAIRE

- Microadénome si < 10mm, macro si > 10mm
- **Lactotrope** = le plus fréquent : aménorrhée-galactorrhée
  - × Diagnostics différentiels :
    - Déconnection / cirrhose / IRC / grossesse
    - iatrogène (freq +++) : neuroleptique, etc…
- **Somatotrope** : acromégalie :
  - × Doser GH, IGF-1, GH après HGPO
  - × FDR : Cancer colo rectal, canal carpien, SAHOS
- **Corticotrope** : maladie de cushing
- **Rechercher un syndrome tumoral :**
  - × Céphalées, hémianopsie bitemporale
    → faire IRM hypophysaire et examen ophtalmo

- **Recherche un syndrome d'insuffisance ante-hypophysaire**
  → dosage des autres lignées

9 ITEM 233 : DIABETE

- **Diagnostic** :
  - × En l'absence de symptôme : GAJ ≥ 1,26 g/L à 2 reprises
  - × Si symptômes (polyurie, amaigrissement…) :
    - Glycémie ≥ 2 g/L à 1 reprise (à jeun ou non)

- **DT1 :**
  - × Début bruytant, chez le sujet jeune
  - × Microangiopathie au 1er plan
  - × macroangiopathie plus tardive
  - × Ac anti ilots, anti GAD

- **DT2 :**
  - × Souvent asymptomatique
  - × Complications présente dès le diag, parfois révélatrices
  - × Sujet souvent plus âgé (mais de plus en plus jeune)
  - × FDRCV nombreux

- × Macroangiopatie au premier plan
- × Association fréquente avec :
  - Syndrome métabolique
  - SAOS (dépister de traiter)
  - Stéatose (jusqu'à NASH)

- **Complications chroniques du diabète :**
  - × Souvent asymptomatiques et associées donc dépistage !
  - × Microangiopathie : (liée l'hyperglycémie et du temps)
    - Rétinopathie, neuropathie, néphropathie
  - × Macroangiopathie : cardiovasculaire +++

- **Rétinopathie diabétique :**
  - × Dépistage annuel : fond d'œil et angiographie
  - × Exsudats, micro anévrysmes, néovascularisation
  - × !! œdème maculaire = 1ère cause de cécité liée au diabète
    - DT2 +++
    - OCT au moindre doute +++
    - Ttt : laser périmaculaire, corticothérapie, anti-VEGF intra-vitréen
  - × Cataracte et glaucome chronique sont + fréquents chez le diabétique

- **Coma hyperosmolaire :**
  - × Trouble de conscience + hyperglycémie chez un DT2

- **Néphropathie diabétique :**
  - × Glomérulopathie : albuminurie, favorisée par l'HTA
  - × Débutante : microalbuminurie : 30-300 mg/24h
  - × Patente : protéinurie > 300 mg/24h ± syndrome néphrotique puis évolue vers l'IRC
  - × Diag dans le DT1 :
    - Protéinurie + rétinopathie + sédiment urinaire normal
    - Si les 3 sont présents : pas de PBR (PBR si atypie)
    - IRC facilement attribuable au DT1 si protéinurie puis IRC
  - × Diag dans le DT2 : IRC plus difficile à attribuer au DT2

- Association +++ avec HTA (néphroangiosclérose)
- Autres causes d'IRC également + fréquentes
- Donc examens nécessaires :
  - Echo des voies urinaires
  - Echo-Doppler des artères rénales
  - PBR
  - EPP (éliminer un myélome)

× PeC :
- Objectifs : TA < 130/80 et diminution de 50% de la protéinurie
- Débutante : IEC = ARA II
- Patente et au delà : équilibre de l'HTA +++, multithérapie dont IEC (ou ARA II)

- **Neuropathies diabétiques :**
  - × Polyneuropathie sensitive longueur dépendante (en chaussette) :
  - × EMG inutile si typique +++
  - × Risque = mal perforant plantaire +++ (indolore)
    - Radio pour recherche une ostéite
    - Doppler artériel +++
    - Mise en décharge, SAT-VAT, soins locaux
    - Antibiothérapie seulement si signes généraux
    - Prévention des récidives : éducation, pédicure
  - × Neuropathie végétative :
    - Hypotension orthostatique / Dysautonomie
    - Vessie neurologique
    - Gastroparésie / Diarrhée motrice

- **Complications rhumatologiques :**
  - × Plus fréquentes à cause de la glycation du collagène
  - × Canal carpien, doigt à ressaut ; capsulite rétractile…
  - × Infiltration de corticoïdes possible mais déséquilibre du diabète à prévoir
    - Surveillance de la glycémie ± adaptation du traitement

- **Maladie coronarienne (macroangiopathie) :**
  - × Diabète = situation de prévention secondaire +++
    - MHD, aspirine, statines, IEC…
  - × !! IDM silencieux +++ (à évoquer devant un tableau atypique)
  - × dépistage de l'ischémie myocardique silencieuse :
    - ECG de repos annuel
    - Et tous les 3 ans :
      - ECG d'effort ou scinti myocardique (dypiridamole) ou écho d'effort (ou dobu)
    - Si dépistage positif : coro pour revascularisation

- **PeC du DT2 :**
  - × Education +++
  - × Equilibre de la glycémie et correction des FDRCV
  - × Objectif ≤ 6,5 % d'HbA1c, si
    - Diabète récent, sans comorbidité grave
    - Pas de macroangiopathie / DFG > 60 mL/mn
    - Espérance de vie > 15ans
  - × Objectif ≤ 7,0 % d'HbA1c, si
    - Dans la plupart des cas, si pas de comorbidité grave
    - Macroangiopathie non évoluée / DFG > 30
    - Sujet âgé en bon état général
  - × Objectif ≤ 8 % d'HbA1c, si
    - Diabète ancien, difficile à équilibrer, ou comorbidité
    - Macroangiopathie évoluée / DFG < 30
    - Sujet âgé fragile

- **Ttt du DT2 de découverte récente :**
  - × Initial : MHD + activité physique (valable tout le temps)
  - × Si échec : asso avec monothérapie par metformine
  - × Si échec : bithérapie par metformine + sulfamide
  - × Si échec : trithérapie médicamenteuse ou insuline

- **Particularités des antidiabétiques oraux :**
  - × CI durant la grossesse

- × OK si IRC modérée (DFG > 30) : adapter les doses.
- × CI si DFG < 30 : relai insuline
- × Metformine :
  - CI dans toutes les insuffisances d'organes
  - Arrêt avant une injection de produit de contraste
  - Arrêt lors de toute situation aigue (sinon acidose lactique) → relai insuline
  - Association avec l'insuline dans le DT2 déséquilibré

- **Education d'un patient diabétique :**
  - × MHD, activité physique
  - × Objectifs glycémiques, d'HbA1c, de LDL, de tension
  - × Autosurveillance glycémique ± autoadaptation
  - × Technique d'injection si insuline
  - × CAT si hypoglycémie et situation causant un déséquilibre

- **Acido-cétose diabétique :**
  - × Définition :
    - pH < 7,30 + HCO3- < 15 mM
    - glycémie > 2,5 g/L + corps cétoniques à la BU +++
  - × Recherche d'un facteur déclenchant +++
  - × Reprendre l'éducation au décours
  - × Installation le plus souvent progressive
  - × Tableau clinique :
    - Dyspnée de Kusmaul
    - Déshydratation / troubles digestifs
    - Troubles de conscience
    - Hyperthermie
  - × Anomalies biologiques :
    - Hyperglycémie
    - Hémoconcentration
    - Acidose métabolique
    - Corps cétoniques (sanguins et urinaires)
    - Hyperkaliémie (ECG +++) mais hypokalicytie

- **Traitement de l'acido-cétose diabétique :**

- × Remplissage (6L de NaCl en 24h)
- × Insuline : IVSE jusqu'à disparition de la cétose +++
- × Glucose IV dès que la glycémie devient < 3g/L
- × Potassium d'emblée +++ sinon hypokaliémie rapide

- **Hypoglycémies iatrogènes**
  - × = glycémie < 0,70 g/L (≠ du seuil normal)
  - × Traitements en cause : insuline et sulfamides
    - D'où éducation sur les symptômes et la CAT
  - × Symptômes :
    - Adrénergiques : sueurs, palpitations, pâleur, tremble
    - Neuroglucopénique : peut tout donner
    - Disparition rapide lors du resucrage +++
  - × Traitement :
    - Resucrage en urgence
      - ▪ 15g de sucre per os
      - ▪ glucagon 1mg IM (pas dans le DT2)
      - ▪ G30 en IV
    - Si hypoglycémie sous sulfamide : hospitalisation 24h et perfusion de G10 (cf risque de récivide due à la demi vie des sulfamides)

10 ITEM 241 : GOITRE

- Palpation : recherche un nodule, une inhomogénéité
- Recherche de signes de dysthyroidie (clinique, TSH, T4)
- Faire un écho thyoidienne
- Recherche d'auto-immunité :
  - × Ac anti TPO, anti TG
  - × Si hyperthyoidie : Ac anti récepteurs de la TSH (TRAK)
- Si TSH < 0,40 = hyperthyroïdie → faire scintigraphie
- Si signes compressifs → chirurgie, sinon CAT selon la présence de nodules et de la fonction thyroidienne

11 ITEM 241 : NODULE THYROIDIEN

- **Examens systématiques devant un nodule palpé :**
  - Echographie thyroïdienne, TSH, T4, Ac anti TPO, calcitonine
- **Puis selon l'écho :**
  - De 0,7 à 2 cm : suivi, discuter cytoponction si suspect
  - De 2 à 3 cm : cytoponction systématique → suivi ou chir
  - > 3-4 cm : chirurgie d'emblée
- **Si TSH < 0,40 (hyperthyroïdien) → scinti**
  - Si nodule chaud : adénome toxique = bénin

- **Les cancers : vésiculo papillaire > CMT >> anaplasique**
  - Le vésiculo papillaire est suivi par la thyroglobuline
  - Le CMT doit faire rechercher une NEM, l'oncogène RET
  - PeC :
    - Chirurgie + totalisation isotopique à l'iode

- **Si cytoponction douteuse :**
  - soit chirurgie d'emblée
  - soit suivi par cytpoponction tous les 6 mois

12 ITEM 246 : HYPERTHYROIDIE

- Rechercher une cardiothyréose : ACFA +++
- Doser TSH, T4 au moindre doute
- **Etiologies :**
  - Basedow : ♀ jeune, auto-immunité, goitre, orbitopathie
  - Goitre multi-hétéronodulaire toxique
  - Adénome toxique
  - Iatrogène (cordarone) :
    - Type 1 si pathologie sous jacente
    - Type 2 si pas de pathologie sous jacente

- **Examens complémentaires :**
  - Echographie

- Scintigraphie
- Ac anti récepteur de la TSH (TRAK) si Basedow

- **PeC :**
  - Repos
  - B-bloquants
  - ATS : !! risque d'agranulocytose → NFS
    - Néomercazole, propylthiouracyle → normalisation de la T4 puis de la TSH → Suivi sur la T4
  - Irathérapie
  - Chirurgie : !! euthyroidie indispensable avant traitement radicale sinon : crise maligne thyrotoxique

13 ITEM 248 : HYPOTHYROIDIE

- Avoir la TSH facile car clinique souvent frustre

- **Etiologies :**
  - Thyroïdite d'Hashimoto : goitre, ♀, auto-immunité, Ac anti TPO et anti TG
  - Irathérapie, iatrogène : lithium, cordarone, interferon
  - Carence en iode
  - Chirurgie thyroïdienne
  - D'origine hypophysaire (rare), congénitale

- **Examens complémentaires :**
  - Ac anti TPO, Ac anti TG
  - Echographie thyroïdienne
  - PAS de scintigraphie

- **Traitement substitutif à vie par L-thyroxine à vie (ECG +++)**
  - A adapter à la TSH
- Si hypothyroidie à la cordarone ou lithium, ne pas arrêter le médicament responsabile !!, on traite l'hypothyroidie qui persisterait malgré l'arret du traitement responsabile

- Attention à l'hypothyroidie chez la femme enceinte : TSH au moindre doute et substitution dès TSH > 4

14 ITEM 255 : INSUFFISANCE SURRENALE

- **Diagostic :**
  - × Asthénie, amaigrissement, anorexie, hypotension artérielle
  - × Hypoglycémie, hyponatrémie, hyperkaliémie (ECG)
- **Si ISL :** test au Syn**ACTH**ène → si pic insuffisant → dosage ACTH
  - × ACTH augmentée : adaptée = périphérique :
  - × Si mélanodermie : maladie d'Addison, sinon :
    → faire TDM des surrénales :
    - Rétraction corticale auto immune
      → Sd de Schmidt si hypothyroïdie associée
    - Tuberculose
  - × ACTH normale ou basse : inadaptée = centrale
    - Corticothérapie +++ sinon :
      → Insuffisance corticotrope : faire IRM hypophysaire
- **Si ISA :** prélever cortisol et ACTH et traiter **SANS** attendre les résultats
  - × PeC : urgence vitale
    - Traitement substitutif par hémisuccinate d'hydrocortisone sans attendre les résultats
    - Remplissage vasculaire + glucose IV
    - PAS de supplémentation en Potassium +++
    - Traitement étiologique, du facteur déclenchant
    - Education : carte, info orale et écrite, CAT en cas d'urgence
    - La fludrocortisone est introduite dans un second temps (ISL ou ttt au long cours)

15 ITEM 296 : AMENORRHEE

- Primaire : pas de règles à 17ans
- Secondaire : absence de règles ≥ 3 mois chez une femme antérieurement réglée → grossesse JPDC

- **Rechercher un hypogonadisme :**
  - × Faire hCG, FSH, LH, estradiol, PRL, test aux progestatifs

- **Si estradiol bas = hypogonadisme**
  - × FSH, LH élevées ou inadaptées = hypergonadotrope
    - Dysgénésie gonadique (caryotype) : Turner
      - Echo ovarienne (bandelettes fibreuses)
      - Caryotype : 45XO
      - Risque de malformation :

        → cardiaque : bicuspidie, anévrysme de l'AO

        → rénale : reins en fer à cheval
    - Ménopause précoce : 40 ans
    - Résistance aux gonadotrophines
  - × Estradiol, FSH, LH non élevées : hypogonadotrope

    → faire une IRM
    - Fonctionnel (amaigrissement, médic…)
    - Syndrome de Kallmann de Morsier
    - Pathologie hypothalamo hypophysaire
  - × Estradiol normal avec LH > FSH, hyperandrogénie
    - Testostéronémie, écho pelv, critères de Rotterdam

      → syndrome des ovaires micropolykystiques

16 ITEM 319 : HYPERCALCEMIE

- Ca corrigé = Ca mesuré + 0,02 x (40 – Albumine)

- **Si Ca corrigé > 2,6 mM : doser la PTH 1-84**
  - × PTH basse = adaptée : cause extra parathyroïdiennes

    → paranéoplasique +++
  - × PTH normale ou élevée = inadaptée

→ hyperparathyroïdie primaire : hypercalcémie, hypophosphorémie

- **Urgence vitale si Ca < 3mM et / ou signes clinique**
- **PeC : RE.ABCDE**
  - × **Re**mplissage vasculaire
  - × **A**rret des hypercalcémiants
  - × **B**iphosphonates
  - × **C**alcitonine
  - × **D**iurétiques APRES l'hyperhydratation
  - × ± **E**puration extra rénale
  - × Traitement étiologique (ex : chir si hyperparathyroïdie I)

Endocrinologie - Nutrition
Questions incontournables

Chapitre 4

1 ITEM 255: INSUFFISANCE SURRENALE

A – Pathologies à évoquer devant une insuffisance surrénale ?

- **Tu Rétractes Vasco, la In Envahisseur Mé Gé bloqué la porte:**
  - Tuberculose
  - Rétraction corticale auto-immune
  - Vasculaire
  - Iatrogène : corticothérapie au long cours arrêtée
  - Infection par le VIH
  - Envahissement : sarcoïdose, lymphome, amylose
  - Métastases
  - Génétiques : adrénoleucodystrophie
  - Bloc enzymatique : hyperplasie congénitale des surrénales (déficit en 21-hydroxylase)

2 ITEM 296 : INSUFFISANCE SURRENALE

A – Quelles étiologies évoquer devant une hyperprolactinémie ?

- **GAD M MARCO :**
  - **G**rossesse
  - **A**llaitement
  - **D**éconnection
  - **M**édicaments : neuroleptiques, lithium, etc…
  - **M**yxœdème : hypothyroïdie
  - **A**dénome hypophysaire : prolactinome
  - **R**énal : IRC

- **C**irrhose
- **O**vaires micropolykystiques

Gériatrie
Flash items tombables

Chapitre 5

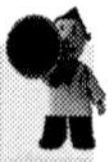

POINTS CLES DERNIERES MINUTES

- Evaluation gériatrique : **SANS DEC**
- **S**ensoriel : presbyacousie, cataracte, DMLA
- **A**utonomie (ADL, IADL)
- **N**utritionnel : IMC, poids, MNA
- **S**ocial : aides financières, humaines, techniques
- **D**épression (GDS)
- **E**quilibre : Tinetti, etc…
- **C**ognitif : MMSE, horloge, 5 mots
- Alléger les Ttt / polymédication / iatrogénie
- PeC médico-psycho-sociale
- Confusion : RAU, fécalome…

1 ITEM 50 : ESCARRES

- **Classification :**
  - I : érythème persistant à la vitropression
  - II : ulcération superficielle, phlyctène
  - III : ulcération profonde, cratère atteignant la graisse
  - IV : atteinte musculaire, tendineuse…

2 ITEM 59 : ÉVALUATION GERIATRIQUE STANDARDISEE

- « **SANS DEC**, le papy est hypotendu et polymédiqué »
  - **S**ensoriel : presbyacousie, cataracte, DMLA
  - **A**utonomie : ADL, IADL, AGGIR
  - **N**utritionnel : dénutrition si :
    - Poids : perte ≥ 5% en 1 moi ou 10% en 6 mois

- IMC < 21, MNA < 17/30
- Albumine : < 35g/L, sévère < 30 g/L

× **S**ocial : aides financières, techniques, humaines…

× **D**épression : GDS > 15, sévère si > 22

× **E**quilibre : risque de chute si :

- Appui monopodal < 5s / poussée sternale
- Get up and go test > 20s
- Stop walking when talking
- Epreuve de Tinetti / chutes antérieures > 2

× **C**ognitif :

- MMSE, 5 mots de Dubois, test de l'Horloge, BREF

× Hypotension orthostatique

× Polymédication : > 4 médicaments

- Liste BEERS pour les traitements à risque
- Risque d'interactions médicamenteuses
- Poso adaptée à la fonction rénale

3 ITEM 62 : CHUTES CHEZ LE SUJET AGE

- **Facteurs de risque intrinsèques :**
  - × ≥ 80 ans, ♀
  - × Troubles de la marche
    - Neuro : AVC, Parkinson, neuropathie…
    - Rhumato : arthrose…
  - × Troubles cognitifs, visuels, dépression, dénutrition
  - × Polymédication

- **Facteurs de risque extrinsèque :**
  - × Environnementaux : chaussures, mobilier (tapis…), animal
    → Aménagement du domicile par un erhothérapeute

- **Facteurs précipitants :**
  - × Cardiaques : ACFA, BAV, IDM, EP, RA serré
  - × Vasculaire : hypotension orthostatique, vagal…
  - × Neuro : AVC, confusion, sous dural

- Métabolique : dyskaliémie, hypoglycémie +++

- **Conséquences de la chute à recherche :**
  - Choc : fracture, HSD, fracas facial, plaie (SAT-VAT)
  - Syndrome post-chute à prévenir → Kiné précoce +++
  - !! Si temps au sol > 1h :
    - Rhabdomyolyse (CPK) → IRA
    - Hypothermie, escarre, pneumopathie d'inhalation...

- **Terrain à risque de chute grave :**
  - Ostéoporose sévère, atcd de fracture ostéoporotique
  - Anticoagulants, isolement social...

- **Bilan de chute :**
  - Systématique : ECG, 25-OH vit D, Albumine
  - Chez le diabétique : GAJ, HbA1c (risque ↑ si < 7%)
  - Si temps au sol > 1h : CPK
  - Si point d'appel : imagerie cérébrale, EEG, écho des TSA

- **Prise en charge :**
  - Correction des facteurs prédisposant
  - Aides techniques, adaptation de l'environnement (ergo)
  - Activité régulière : kiné (équilibre, relevé)
  - Prescription de vit D si carence +++
  - Prise en charge des conséquences de la chute

4 ITEM 63 : DEMENCE CHEZ LE SUJET AGE

- **Maladie d'Alzheimer :**
  - Troubles mnésiques
  - Une ou plusieurs perturbations cognitives :
    - Aphasie / apraxie / agnosie / fonctions exécutives...
  - Retentissement sur la vie quotidienne (ADL, IADL...)
  - Début progressif, déclin cognitif continu
  - Diagnostic d'élimination : IRM, TSH, B12...

- **PeC de la maladie d'Alzheimer :**
  - Préventive : anti-HTA si HTA car c'est un FDR
  - Spécialisée :
    - Anticholinestérasique si MMSE > 10
    - Antagoniste des R de la NMDA si MMS < 20
  - Mesures non médicamenteuses +++ :
    - 100% ALD, aides à domicile, APA selon AGGIR
    - éviction des conduites à risque : gaz, voiture…
    - orthophonie, stimulation cognitive, soutien psy
    - ergothérapie, kiné
    - aide aux aidants, accueil de jour
    - protection juridique : tutelle, personne de confiance
    - discuter l'institutionnalisation

- **Troubles cognitifs curables :**
  - Tumeurs, traumatismes (hématome sous dural chronique)
  - Hydrocéphalie à pression normale :
    - Marche à petits pas, troubles sphinctériens, confusion
  - Infection : VIH, syphilis, Lyme
  - Métabolique : hyponatrémie, hypercalcémie
  - Hypothyroïdie, carence en B12, en folates
  - Dépression, psychose, médicaments

- **Donc bilan pour éliminer une cause curable :**
  - IRM encéphalique T1, T2, T2*, FLAIR, coupes coronales
  - TSH, TPHA-VDRL, Iono, phospho-calcique
  - B12, B9, Albumine, CRP, NFS, Glycémie

- **Démence vasculaire :**
  - Signes neurologiques focaux + lésions à l'imagerie
  - Evolution en marche d'escaliers, d'aggravation brutale
  - Autres signes évocateurs :
    - Troubles de la marche, mictionnels
    - Dépression, troubles dysexécutifs
    - Syndrome pseudobulbaire

- **Démence à corps de Lewy**
  - Fluctuation de l'état cognitif avec hallucinations visuelles

× Syndrome extrapyramidal
× INTERDICTION des neuroleptiques (l'écrire)
× Si doute : DAT-Scan
× Ttt : anticholinestérasiques

5 ITEM 63 : CONFUSION CHEZ LE SUJET AGE

- **Clinique :**
  × Perturbation de la vigilance et des fonctions cognitives
  × Brutale et fluctuante +++
  → recherche d'un facteur déclenchant et de médicaments

- **Etiologies :**
  × Affections générales : globe vésical, fécalome...
  × Métaboliques : hypoNa, hypoglycémie, hyperCa
  × Neuro : HSD +++, tumeur...
  × Post opératoire, post anesthésie (fréquent !)
  × Iatrogène : psychotropes, corticoïdes, anticholinergiques

- **Prise en charge :**
  × Hospitalisation
  × Mesures non médicamenteuses +++
    - Calme, lumière adaptée, personnel formé
    - Repères spatio-temporels
    - Personnel formé : pas de contention physique +++
  × Traitement médicamenteux en 2e intention :
    - Si agitation sévère, anxieuse : BZD (demi vie courte)
    - Si hallucinations : neuroleptiques
  × Traitement étiologique +++

6 ITEM 171 : INTERACTIONS MEDICAMENTEUSES

- Anticoagulants + AINS = hémorragie
- Anticoagulants + antiagrégants = hémorragie
- Anticoagulants + antifongiques = hémorragie
- **Si AVK et introduction d'un nouveau médicament**

→ contrôle de l'INR à 48h +++

- Anti HTA + α-blouants = hypotension orthostatique
- Anti HTA + psychotropes = hypotension / hyponatrémie
- Anticholinestérasiques + β-bloquants = bradycardie, BAV, BSA
- IEC + antialdostérone = IRA, hyperkaliémie
- AINS + IEC/ARA II = IRA, hyperKaliémie

7 ITEM 171 : INTERACTIONS MEDICAMENT-MALADIE

- HBP + anticholergique = rétention aigue d'urine
- GAFA + anticholinergique = crise de GAFA
- Démence + anticholinergique/BZD = confusion
- Troubles de conduction + anticholinergique = BAV
- Hypokaliémie + digoxine = trouble du rythme
- Hyponatrémie + diurétique = aggravation de l'hypoNa
- Ulcère gastroduodénal + AINS = hémorragie
- Dénutrition + AVK = surdosage en AVK
- Hypotension orthostatique + antiHTA/tricycliques = chutes
- IRC + AINS, aminosides, produit de contraste = IRA
- BPCO + β-bloquants, opiacés = insuffisance respiratoire aigue

Gériatrie
Questions incontournables

Chapitre 5

1 Item 50 : Escarres

A – Quelle est votre prise en charge de l'escarre du patient ?

- Evaluation du risque : échelle de Norton
- SAT-VAT +++
- Cicatrisation en milieu humide :
  - × Nettoyage, détersion
  - × Bourgeonnement, épithélialisation
- Soins locaux : pansements : hydrocolloides, alginates
- Mise en décharge, lever l'appui +++ :
  - × Supports, changements de position
- Rééducation motrice la plus précoce possible
- Hydratation +++
- Alimentation hypercalorique, hyperproteinée
- Prise en charge de la douleur
- Prévention des autres complications de décubitus +++

Gynécologie-Obstétrique
Flash items tombables

Chapitre 6

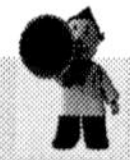

POINTS CLES DERNIERES MINUTES

- Frottis CV / BU / Pas d'automédication
- ATCD obstétricaux, gynéco, familiaux
- Antécédents d'IST, facteurs de risque d'IST
- Examen : palpation abdo, vulvaire, spéculum, TV, seins
- HCG, DDR, contraception
- Corticothérapie de maturation foetale si < 34SA ± tocolyse
- Allo-immunisation : IgG anti-D si Rh-
- ECT : normo : fréquent, oscillé, réactif
- Transfert in utéro en centre adapté
- Échographie de vitalité : Manning
- PMI : encourager l'allaitement, relation mère-enfant
- Sulfate de magnésium dans l'eclampsie
- Inefficacité de la POP avec les inducteurs enzymatiques
- Fièvre = listéria
- Douleurs ou métrorragies au T1 = GEU
- Complications ; pour la mère, la foetus et le nouveau né

1 ITEM 17 : HEMORRAGIES DU PREMIER TRIMESTRE

- 25% des grossesses, évo défavorable dans 50% des cas
- Recherche SdG →choc
- Echographie endovaginale +++
- **Etiologies** :
  - × GEU, IPDC, FCS, môle
  - × Hématome décidual marginal, lyse du jumeau
  - × Vagin, col
- Prévention de l'allo immunisation Rh

- **FCS** :
  - × Fréquence ++ 15-20%, Inévitables
  - × Etiologie : anomalies chromosomiques ++
  - × 4 situations :
    - Œuf clair, Rétention d'œuf mort,
    - Expulsion incomplète, Expulsion complète
  - × 2 DD : GEU (+++ écho, HCG) et Grossesse normale

- **FCS : Traitement** :
  - × Grossesse arrêtée ≤ 9 SA échographique : Misoprostol ou expectative
  - × Expulsion incomplète 15-50 mm → expectative
  - × Au-delà ou si hémorragie → évacuation chirurgicale
  - × Antalgiques +++, Gamma globulines anti D
  - × Expliquer, rassurer ++

- **GEU** :
  - × 1ère cause de mortalité maternelle au T1
  - × Toujours y penser +++ : Hémorragie interne
  - × Facteurs de risques :
    - Infection génitale haute / tabac / chir tubaire
    - DIU / microprogestatifs / AMP
  - × Confrontation clinique - échographie – HCG
  - × Echo pelvienne :
    - Vacuité utérine avec HCG > 1500
    - Pseudo sac : utérus gravide
    - Epanchement péritonéal
    - Masse latéro-utérine (hématosalpinx, sac gesta)
  - × Risques : Infertilité tubaire, récidives, décès
  - × NPO rhésus
  - × Traitement : abst / métho / salpingotomie / salpingectomie
  - × Abstention si et seulement si :
    - GEU asymptomatique et non visible
    - HCG <1000

- Surveillance toutes les 48 h de la régression plasmatique jusqu'à négativation

× **Traitement Médical de la GEU** : MTX IM (donc TP - TCA)
- Taux de succès : 70-95%
- CI :
  - HémoD instable
  - HCG > 10 000
  - CI au MTX
  - Impossibilité d'un suivi ambulatoire
- Traitement médical si :
  - Doute avec FCS
  - HCG < 5000
  - GEU pauci ou asymptomatique
  - non visible à l'écho

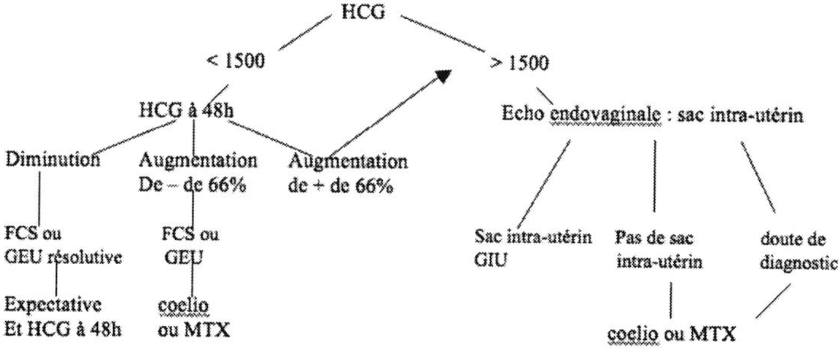

2 ITEM 17 : HEMORRAGIES DU 3E TRIMESTRE

- **Hémorragies du troisième trimestre : CAT :**
  - × Recherche de SdG : choc, abondance
  - × Pré éclampsie préalable ?
  - × Palpation utérus, hauteur utérine,
  - × Bruits du cœur, RCF+++ et tocographie
  - × Echo : vitalité fœtale, placenta
  - × *ATTENTION* : TV interdit avant l'écho +++
  - × Spéculum : origine ? actif ? liquide amniotique ?
    - Cause locale : vagin, col
    - Origine endo-utérine

- **Hématome rétro-placentaire** : +++
  - MTR de faible abondance + utérus de bois
  - 1er geste : vérifier les bruits du cœur !
    - Si bradycardie :
      - Extraction immédiate : césarienne sous AG
      - Pas d'écho, pas de bilan préopératoire
      - Pendant l'intervention :
        - Bilan bio : CIVD, groupe, Rh, hémostase
        - Correction des troubles hémodynamiques: VVP, remplissage
        - Transfusion de CGR et PFC ± plaquettes
        - Anapath du placenta.
      - Pédiatre sur place ± transfert post-natal en réa néonatale ou SAMU pédiatrique.
    - Si pas de bradycardie :
      - RCF + echo
        - Si hématome rétro placentaire confirmé à l'écho → césarienne
        - Si placenta prævia : tocolyse si préma ou césarienne.
  - PeC de la pré-éclampsie qui est souvent associée !

- **Placenta prævia** :
  - Métrorragies d'abondance variable avec utérus souple ou contractions mais pas de bois.
  - PAS de TV avant l'échographie +++
  - Si métrorragies abondantes :
    - Vérifier la vitalité fœtale
    - Correction des troubles hémodynamiques
      - VVP, bilan en urgence (groupe, rhésus, RAI, NFS, hémostase)
      - Remplissage vasculaire, Commande de CGR
      - Appel anesthésiste

  - Césarienne de sauvetage en urgence.
  - Si terme prématuré, pas de transfert in utéro mais appel SAMU pédiatrique.
- × Si métrorragies modérées : tocolyse, corticothérapie

3 ITEM 17 : PRE-ECLAMPSIE

- **Définition** :
  - × TA > 140/90
  - × Œdème
  - × Pu > 0.3g/24h
- **Complications** :
  - × HELLP → extraction
  - × HRP
  - × Eclampsie : JPDC si convulsions
  - × RCIU / MFIU / Préma induite
- **Présentation initiale** :
  - × Urgence vitale ?
  - × Extraction différée ?
  - × Traitement conservateur ?
- **Contre indications à l'attitude conservatrice en cas de pré-éclampsie** :
  - × Maternelles :
    - Eclampsie
    - HTA sévère non contrôlée
    - OAP → détresse respiratoire
    - HRP
    - Plaquettes <100 000
    - Transa >2 N et barre épigastrique →HELLP
  - × Fœtales :
    - Terme > 34 SA
    - RCF ± pathologique
    - RCIU sévère

- Oligoamnios sévère.
- *ATTENTION : une pré-éclampsie qui contracte = HRP*
- *Donc pré éclampsie = hospitalisation*

- **Traitement conservateur et pré-éclampsie sévère** :
  - × Antihypertenseurs : Nicardipine : objectif : 140/90
  - × Cortico de maturation fœtale entre 24-34 SA :
    - ↓ morbi-mortalité
    - ↓ MMH, entero-colite
    - ↓ Hémorragie intra ventriculaire
    - ↓ Leucomalacie périventriculaire
  - × Remplissage vasculaire modéré
  - × Surveillance maternelle et fœtale
  - × ± Sulfate de magnésium en prévention de l'éclampsie.
  - × Transfert in utéro.

- **Surveillance maternelle** :
  - × Clinique :
    - Contrôle de la PA toutes les quatre heures (ou +)
    - SF : céphalée, acouphènes (→ éclampsie), myodésopsies, douleurs en barre (→HELLP)
    - ROT, Poids, diurèse
  - × Paracliniques :
    - NFS+P, TP-TCA, ionogramme sanguin,BHC, hépato, D-Dimères
    - Protéinurie dès 24 h

- **Surveillance fœtale :**
  - × RCF deux fois par jour
  - × Echo une à deux fois par semaine :
    - Quantité de liquide amniotique / Dopplers fœtaux
  - × Echo de croissance tout les 15 jours.
- *ATTENTION : OAP + PE → Césarienne puis diurétique !*

4 ITEM 17 : MENACE D'ACCOUCHEMENT PREMATURE

- Définition : contractions + modification du col < 37 SA.
- **Facteurs pronostics :**
  - × Membranes intactes ou rompues : prom-test ++
  - × Echo du col +++ (25-30 mm → hospitalisation)
  - × Fibronectine vaginale pour prédire le risque d'accouchement prématuré
- **Traitement :**
  - × Repos +++, arrêt de travail
  - × Transfert in utéro
  - × Hospitalisation initiale en milieu adapté pour cortico de maturation et tocolyse
  - × Traitement étiologique +++
- **Transfert in utéro :**
  - × Centres de type 1 : pas de néonat : PeC APD 35 SA
  - × Centres de type 2 : néonat sans possibilité de ventilation : PeC APD 32 SA et 1600g
  - × Centres de type 3 : réa néonat : PeC APD 24-35 SA
- **Tocolyse :**
  - × Antagonistes de l'ocytocine +++ :
    - Pas d'ES, AMM mais couteux → Atosiban
  - × Inhibiteurs calciques hors AMM, risque détresse respi
- **Corticothérapie de maturation :**
  - × Betaméthasone retard IM à 24 h d'intervalle car passe barrière placentaire

5 ITEM 17 : DIABETE ET GROSSESSE

- **Diabète préalable à la grossesse :**
  - × Diabète type 1 ou diabète type 2
  - × Programmation :
    - Complications micro angiopathiques

- Optimisation de l'insuline
- × Suivi pluri disciplinaire : diabète et obstétrique
- × Accouchement vers 38 SA
- × Complications néonatales : pédiatre sur place
  - Dystocie des épaules
  - Hypoglycémie
  - Retard de maturation pulmonaire
  - Risque d'hypertrophie septale
- × Contraception adaptée par la suite

- **Diabète gestationnel :**
  - × Hyperglycémie diagnostiquée pendant la grossesse
  - × Recherche diabète type 2 après +++
  - × Dépistage sur facteur de risque :
    - Glycémie à jeun en début de grossesse > 0.92
    - HGPO 75 g à 24-28 SA
      - Glycémie à jeun : > 0.92
      - A 1 h : > 1.80
      - A 2 h : > 1.53
    - Si > 1.26 à jeun = diabète type 2
  - × PeC :
    - MMD et autosurveillance
    - Si insuffisant : insuline et éduc +++

6 ITEM 17 : FIEVRE ET GROSSESSE

- Si température > 38° C : consulter
- Toujours rechercher listériose +++
- Etiologies les plus fréquentes : PNA, virose
- **Bilan :**
  - × NFS-CRP
  - × ECBU, PV, hémoculture (listéria)
    →toujours couvrir listeria

- **Infections urinaires** :
  - × Définition :
    - Bactériurie > 10^5 ufc/ml
    - Leucocyturie > 10^4 /ml
  - × Fréquence des pyélonéphrites ++
  - × Traitement des bactériuries asymptomatiques +++
  - × Complication : choc septique, récidives, prématurité, infection néonatale
  - × Traitement :
    - Bactériurie asymptomatique : traitement systématique car risque pyélonéphrite + prématurité
    - Cystite :
      - ECBU et antibiogramme systématique
      - Antibio adapté 8 jours (CI du ttt minute)
      - ECBU de contrôle mensuel
    - Pyélonéphrite aigue :
      - Hospitalisation et écho rénale
      - C3G ± aminoside (48h)
      - Relai PO 2-4 semaines
      - ECBU à 48 h, à l'arrêt puis mensuel

7 ITEM 20 : PREVENTION DES RISQUES FŒTAUX

- **Toxoplasmose** :
  - × Sérologie mensuelle si toxoplasmose négative
  - × Si séroconversion : test d'avidité + Spiromycine ++ puis
    → Amniocentèse 6 semaines après (après 18 SA)
    → PCR + inoculation à la souris
    - Si PCR - : Surveillance écho et spiramycine jusqu'à l'accouchement
    - Si PCR + : Pyriméthamine + sulfadiazine + B9
      - Surveillance écho +++
      - IRM cérébrale fœtale → IMG possible si signes échographiques ou IRM

- Suivi spécialisé, traitement néonatal, écho transfontanellaire + FO

- **CMV** :
  - × Pas de sérologie systématique
  - × Sérologie CMV si signe d'appel échographique :
    - Dilatation ventriculaire / calcification intra-cranienne
    - Microcéphalie / RCIU
  - × Si IgM + : amniocentèse → PCR
  - × Pas de traitement / IMG possible si atteinte cérébrale

- **VIH et grossesse**
  - × 20% de transmission sans PeC , 1% si PeC
  - × Pas d'embryofoetopathie
  - × Transmission per-partum
  - × Trithérapie systématique pendant la grossesse à adapter aux CI
  - × Perfusion d'AZT en cours de travail ou pendant la césarienne
  - × VB possible si : pas de CI obstétricale +charge virale indétectable
  - × Traitement systématique de l'enfant par AZT 4-6 semaines
  - × CI de l'allaitement

8 ITEM 21 : RCIU

- Facteurs pronostics : terme, poids, asphyxie in utéro.
- Etiologies :
  - × Foetopathies : virus, chromosomes, malformations
  - × Insuffisance placentaire → dysharmonieux
- Prématurité induite.
- Corticothérapie.
- Expectative et surveillance : RCF / Echo Doppler foetal
- Extraction si :
  - × Anomalie du RCF / Arrêt de la croissance fœtale

9 ITEM 25 : SUITES DE COUCHE PATHOLOGIQUE

- **Hemorragie de la délivrance :**
  - Définition : > 500 ml de sang dans les 24 h du post-partum
  - Conduite à tenir :
    - Appel anesthésiste
    - Correction des troubles hémodynamiques (2 VVP, remplissage)
    - Délivrance artificielle – Révision utérine
    - Révision utérine systématique (sous anesthésie loco-régionale ou anesthésie générale) + ATBP
    - Si échec :
      - Révision du col et filière sous valves
      - PG : sulprostone
      - Commande CGR et PFC
      - NFS, P, TP, TCA, fibrinogène
    - Si échec :
      - Ligature atérielle chir, packing utérin
      - Embolisation
      - Hystérectomie d'hémostase
- **Complications des suites de couche :**
  - Hémorragies secondaires
  - Endométrite
  - Fièvre puerpérale
  - IU
  - Thrombose
    - Veineuse profonde
    - Veineuse cérébrale
  - Complications de l'allaitement

10 ITEM 27 : CONTRACEPTION

- **Facteurs de risque de complication vasculaire :**
  - Age > 35 ans, dyslipidémie, surpoids, obésité

- Tabac, diabète, HTA, thrombophilie
- Migraine avec aura +++ (CI absolue de la POP)
- Atcd familial d'IDM ou AVC avant 60 ans

- **Rechercher des interactions médicamenteuses :**
  - Inducteurs enzymatiques : carbamzépine, ATB, antirétroviraux...

- **En l'absence de contre-indication :**
  - POP en 1ère intention
    - !! Risque de TVP x 2 (surtout la première année)

- **Bilan biologique à 3 mois :**
  - Bilan lipidique : cholestérol, triglycérides
  - Glycémie

- **Bilan de thrombophilie si atcd familiaux : accord éclairé**
  - Antithrombine, prot C et S
  - Résistance à la prot C activée, mutation du facteur II
  - Fibrinogène, TP-TCA

- **Lors de la 1ère prescription, NPO :**
  - Expliquer la CAT en cas d'oublier
  - Parler de la contraception d'urgence
  - Education aux IST +++

- **CI définitive de la POP si un élément parmis :**
  - HTA, diabète compliqué, dyslipidémie
  - Migraine avec aura +++
  - Atcd thromboembolique artériel ou veineux
  - Thrombophilie
  - Lupus
  - Atcd de cancer du sein

- **CI de la POP si 2 parmis :**
  - < 35 ans, IMC > 30, tabac, migraines sans aura
    → progestatifs seuls (oraux, sous cut, DIU), contraception mécanique (DIU), stérilisation définitive

- **Contraception définitive :**
  - × Coelio : ligature des trompes sous AG
  - × Hystéroscopique : méthode Essure (risque d'échec)
  - × Vasectomie

    → délai de 4 mois de réflexion +++

- **POP :**
  - × Risques : accidents artériels et veineux, cancer du sein
  - × Bénéfice sur le risque de cancer ovarien et de l'endomètre
  - × CAT en cas d'oubli :
    - < 12h : prendre le comprimé oublié et poursuivre
    - > 12h :
      - ▪ Prendre le comprimé oublié et poursuivre
      - ▪ Préservatifs 7j
      - ▪ Contraception d'urgence : lévonorgestrel ou DIU au cuivre (efficacité +++)

- **DIU :**
  - × Risque de GEU : hCG au moindre doute +++
  - × Métrorragies sous DIU = GEU ou GIU, infection...
  - × Eviter sous AVK
  - × Effets indésirables : douleur, pertes blanches, ménorragie
  - × Complications : expulsion, perforation utérine, infection

11 ITEM 28 : INTERRUPTION VOLONTAIRE DE GROSSESSE

- Délai légal < 14 SA, délai de réflexion de 7j
- Information indispensable sur la contraception post IVG
- Entretien social obligatoire si mineure

- **IVG médicamenteuse :** ≤ 7 SA
  - × En hospitalisation ou ambulatoire
  - × Mifepristone puis misoprostol
  - × Antalgiques systématiques ± antiémétiques
  - × Visite de contrôle à J14
  - × Effets secondaires : douleur, métrorragie, échec, rétention

- **IVG chirurgicale :** 10-14 SA
  - Aspiration endo-utérine lors d'une hospitalisation courte
  - Sous AG ou AL, avec anapath des débris foetaux
  - Effets indésirables :
    - Immédiats : perforation, déchirure du col, hémorragie
    - Secondaires : infection, hémorragie, GEU, échec
    - Tardives :
      - Algies pelviennes, immunisation Rhésus
      - Synéchies
      - Infertilité, béance cervico-isthmiques
      - Entre 8 et 9 SA : les deux méthodes sont possibles

12 ITEM 29 : STERILITE DU COUPLE

- Infertilité = absence de grossesse après 18mois de rapports réguliers non protégés.
- Si cause évidente d'infertilité : bilan dès le désir de grossesse

- **Bilan de 1ère intention :**
  - ♀ : Courbe de température
    - Bilan hormonal à J3 : FSH/LH, estradiol, PRL, TSH, testostérone
    - Hystérographie : perméabilité tubaire, malformation
    - Echographie pelvienne à J3 du cycle
  - ♂ : Spermogramme, spermocytogramme, spermoculture
  - Pour les 2 :
    - test post coïtal et
    - Interrogatoire (profession à risque : chaleur, toxique…
    - Bilan IST +++

- **Prise en charge selon l'étiologie :**
  - Anovulation/dysovulation : induction de l'ovulation
    - Monitoring de l'ovulation obligatoire
    - Après avoir éliminé une obstruction tubaire

- Complications : hyperstimulation ovarienne, grossesse multiple
- × Cause cervicale : insémination intra intérine
- × Cause tubaire : FIV
- × Insuffisance ovarienne précoce : don d'ovocyte
- × Azoospermie : don de sperme ou Intra Cytoplasmic sperm injection (ICSI)

- **Modalités d'une FIV :**
  - × Receuil des spermatozoïdes par masturbation ± biopsie testiculaire → CECOS, capacitation par migration-survie
  - × Recueil d'ovocytes par stimulation ovarienne (FSH) → Monitoring de l'ovulation
  - × Ponction échoguidée au bloc opératoire
  - × Fécondation in vitro
  - × Transfert d'embryons

13 ITEM 55 : MENOPAUSE

- Diagnostic clinique rétrospectif : ≥ d'aménorrhée
- Si doute : peut être confirmée par un test aux progestatifs

- **Signes d'hypoestrogénie :**
  - × Bouffées de chaleur, asthénie, diminution de la libido
  - × Dépression, frilosité, sécheresse vaginale
- **Signes d'hyperestrogénie :**
  - × Mastodynies, troubles de l'humeur, prise de poids

- **Traitement hormonal substitutif :**
  - × Estrogène + progestatifs, séquentiel ou continu
    - Estrogène seul si hystérectomie
  - × Mammographies indispensables avant THS puis /2ans
  - × FCV tous les 3 ans + surveillance clinique annuelle
  - × CI absolues :
    - Cancers hormonodépendants : sein + endomètre
    - Cancer de l'ovaire
    - Pathologie vasculaire artérielle ou veineuse

- × Diminue le risque d'ostéoporose, de fracture et de CCR

14 ITEM 88 : INFECTIONS GENITALES DE LA FEMME

- Infections des trompes + utérine = utéro-annexielle
- **Complications précoces :** pyosalpinx, abcès, péritonite
- **Complications tardives :** GEU, infertilité tubaire
- IST dans 85% des cas
- Iatrogène dans 15% des cas : aspiration, hystéroscopie…

- **Clinique :**
  - × Douleur pelvienne, hyperthermie, leucorrhée, métrorragie
  - × Spéculum : prélèvement endocervicaux pour bactéro
  - × TV : douleur à la mobilisation utérine, ± masse (abcès)

- **Bio :**
  - × NFS, CRP, hémoc, prélèvement d'endocol
  - × Bilan pré-op, hCG, ECBU
  - × Bilan IST + partenaire +++
- **Echo pelvienne :** recherche pyosalpinx, abcès, DD
- **Coelio si :** doute diag, échec de l'ATB, si complication

- **Prise en charge**
  - × ATB : ofloxacine + métronidazole
    - Ou ceftriaxone + métronidazole + doxycycline
  - × Antalgiques, traitement du partenaire +++
  - × Préservatifs
  - × Hospitalisation + ttt IV si forme compliquée (± coelio)

15 ITEM 147 : TUMEURS DU COL UTERIN

- Carcinome épidermoïde le plus souvent
- Bilan IST systématique car HPV = IST

- **Facteurs de risque :**
  - × Activité sexuelle précoce, partenaires multiples
  - × Infections génitales (HPV oncogènes)

× Multiparité, bas niveau socio-économique
× Tabac +++, immunodépression

- **Evolution naturelle :**
  × Locale : aux paramètres, tiers sup du vagin
  × Lymphatique : pelviens et lombo aortiques bilatéraux
  × Hématogène : foie, péritoine, poumon, os

- **Bilan clinique et paraclinique**
  × TV et TR : taille, extension au vagins et paramètres (sous AG +++)
  × IRM abdo-pelv
  × TEP-scanner, TDM TAP
  × Bilan IST
  × !! Envahissement du trigone vésical = IRA obstructive
  → JJ ou néphrostomie et prévention du Sd de levée

- **Traitement :**
  × Stade I = limité au col
  → Si < 4cm = chirurgie
  → Si > 4cm ou N+ = radiochimio concomitante
  × Stade II = au delà de l'utérus sans atteindre la paroi pelv
  × Chir : Colpo-hystérectomie totale avec annexectomie bilatérale + curage ganglionnaire
  × Parfois associée à une curiethérapie utérovaginale

16 ITEM 147 : TUMEURS DE L'ENDOMETRE

- **Facteurs de risque :**
  × Obésité, diabète, toute cause d'hyperestrogénie relative
  × Tamoxifène, syndrome **HNPCC** +++

- **Tumeurs estrogéno-dépendantes :** adénocarcinome endométriolde le plus souvent
  → !! Cancer du sein associé : mammographies +++
- Métrorragies post ménopause = cancer de l'endomètre JPDC

- A évoquer devant un endomètre > 4mm après la ménopause
- NPO IRM pelvienne
- Biopsies d'endomètre à la pipelle de cornier ou sous contrôle hystéroscopique

- **Traitement :**
    - × Hystérectomie totale non conservatrice
    - × Si envahissement > 50% du myomètre : curiethérapie
    - × Si facteurs de mauvais pronostiques :
        - Curage pelvien et lomboaortique
        - Chimiothérapie + radiothérapie externe

17 ITEM 153 : CANCER DE L'OVAIRE

- **Grave car diag tardif avec :**
    - × Ascite, AEG, carcinose péritonéale…

- **Facteurs de risque de cancer ovarien :**
    - × Génétique : BRCA 1 et 2 (< 70ans), antécédents familiaux
    - × Situations augmentant le nombre d'ovulations :
        - Puberté précoce, ménopause tardive
        - Stimulation ovarienne, FIV …

- **Facteurs protecteurs :** POP, grossesse, allaitement
- **Bilan :**
    - × Echo pelvienne, TDM TAP, IRM abdomino pelvienne
    - × Ca 125 puis exploration chir

- **Prise en charge :** chir + chimio (taxane + platine)
    - × Le principal facteur pronostic = résidu tumoral nul
    - × Chirurgie de réduction tumorale maximale :
        - Hystérectomie totale + annexectomie bilatérale
        - Curage pelvien + lombo aortique
        - Omentectomie, résection de toute lésion visible
    - × Suivi : clinique + Ca 125

18 ITEM 153 : KYSTES OVARIENS

- **Kystes fonctionnels :** fréquents +++
  - × Folliculaire Vs lutéal selon la partie du cycle
  - × Disparition spontanée en 2-3 mois
  - × Tout kyste > 3mois = organique et doit être analysé
  - × Complications :
    → hémorragie intrakystique, torsion d'annexe, rupture…
- **Kystes organiques :**
  - × Diagnostic de certitude = histologique
    → cystadénome séreux / mucineux
  - × Chirurgie systématique
  - × Bilan : échographie pelvienne + Ca 125 + IRM pelvienne

19 ITEM 159 : TUMEURS DU SEIN

- !! BRCA 1 et 2 dans 10% des cas
- Dépistage de masse vs dépistage individuel
- ADK canalaire infiltrant le plus souvent (vs lobulaire)

- **Traitement :**
  - × Chirurgie :
    - Conservateur vs radical
    - Oncoplastic, reconstruction
    - Ganglion sentinelle vs curage axillaire d'emblée (3cm)
  - × Chiomiothérapie si :
    - N +, ≥ T2, SBR III, âge < 35ans, récepteurs Haux neg
    - Néoadjuvante si T4
  - × Radiothérapie :
    - Systématique après le traitement chir
    - Sur le sein restant, le lit tumoral, la paroi thoracique, les chaines ganglionnaires mammaires internes
  - × Hormonothérapie : pendant 5 ans
    - Toujours si récepteurs hormonaux positifs

- Si ménopausée : anti-aromatase
- Si non ménopausée : anti-estrogènes (tamoxifène)

× Thérapies ciblées : si HER 2 surexprimé → Trastuzumab
× Suivi : Clinique, écho + mammo annuelles, FCV..

20 ITEM 259 : AMENORRHEE SECONDAIRE

- 1ère cause = grossesse +++ → hCG systématique
- **Origine ovarienne :**
  × insuffisance ovarienne précoce, ménopause
  × Dysgénésie gonadique
- **Origine utérine :** Synéchie (iatrogène), infections…
- **Origine hypophysaire :** faire IRM hypophysaire
  × Adénome à PRL, syndrome de Sheehan
- **Origine hypothalamique :** faire IRM hypophysaire
  × Variation de poids extrême, psychogène…
- **Si hyperandrogénie :**
  × SOPK
  × Hyperplasie congénitale des surrénales
  × Tumeur virilisante : hirsutisme explosif (ovarienne ou surrénalienne)

21 ITEM 292 : ALGIES PELVIENNES DE LA FEMME

- Toute ♀ en âge de procréer avec douleur pelvienne ou métrorragie = GEU JPDC
  → DDR, hCG, écho pelvienne
- **Devant des douleurs pelviennes :** doser **hCG**
  × Si positive : GEU, GIU ou FCS
  × Si négative : pendre température
    - Fébrile : salpingite, appendicite…
    - Apyrétique :
      - Torsion d'annexe, hémorragie intra kystique

- Rupture de kyste, dysménorrée
- Nécrobiose aseptique d'un fibrome

22 ITEM 342 : TUMEFACTION PELVIENNE

- **Etiologies :**
  - × Utérine : fibrome, cancer de l'endomètre…
  - × Annexielle : cancer ovarien, kyste, GEU, tubaire
  - × Digestive : hernie inguinale, cancer du colon…
- **Fibrome** : fréquence +++
  - × Clinique : saignement, douleur, infertilité
  - × Complications :
    - Hémorragie, nécrobiose aseptique, torsion
    - Mécanique : compression (uretère, vessie, rectum)
    - Obstétrique : infertilité, MAP…

→ Echo pelv ± IRM, hystéroscopie, FCV, mammo, bilan martial

  - × Traitement :
    - Si asymptomatique : abstention thérapeutique
    - Progestatif ± DIU à la progestérone
    - Agoniste de la LHRH seulement en pré-opératoire
    - Chirurgie : radicale vs conservatrice ± embolisation
    - NPO de corriger l'anémie

Gynécologie - Obstétrique
Questions incontournables

Chapitre 6

1 ITEM 16 : GROSSESSE NORMALE

A – Quels sont les examens obligatoires à la première consultation ?

- **GRST :**
  - × **G**roupe, Rh, RAI
  - × **R**ubéole
  - × **S**yphilis
  - × **T**oxoplasmose

B – Quels sont les 7 objectifs à la 1ère consultation ?

- Confirmer et dater la grossesse
- Prescription des examens obligatoires (**GRST**)
- Evaluation du risque de grossesse compliquée : HTA, diabète, vaccins…
- Educations et MHD : prévention de IMF, tabac, alcool…
- Information sur le dépistage de la Trisomie 21
- Information sur l'entretien du 4e mois
- Déclaration de la grossesse

2 ITEM 17 : PRE-ECLAMPSIE

A – Quels sont les effets de la corticothérapie de maturation fœtale ?

- ↓ morbi-mortalité
- ↓ Maladie des membranes hyalines, entero-colite
- ↓ Hémorragie intra ventriculaire
- ↓ Leucomalacie périventriculaire

3 ITEM 20 : PREVENTION DES RISQUES FŒTAUX

A – Quelles sont les malformations potentielles causées par les embryofoetopathies ?

- **SCUDOS**
  - × **S**NC
  - × **C**ardiaques
  - × **U**rogénitales
  - × **D**igestives
  - × **O**phtalmologiques
  - × **S**urdité

4 ITEM 29 : STERILITE DU COUPLE

A – Quel bilan de première intention réalisez vous devant une infertilité ?

- ♀ : Courbe de température
  - × Bilan hormonal à J3 : FSH/LH, estradiol, PRL, TSH, testostérone
  - × Hystérographie : perméabilité tubaire, malformation
  - × Echographie pelvienne à J3 du cycle
- ♂ : Spermogramme, spermocytogramme, spermoculture
- Pour les 2 :
  - × test post coïtal et
  - × Interrogatoire (profession à risque : chaleur, toxique…
  - × Bilan IST +++

5 ITEM 55 : MENOPAUSE

A – Quels diagnostics différentiels évoquez vous devant des bouffées de chaleur ?

- **Diagnostics différentiels des bouffées de chaleur :**
  - × Dysthyroïdie, hémopathie, phéochromocytome

  × Tumeur carcinoïde, infection (BK)

B – Quelle est la seule indication du traitement hormonal substitutif ?

- Syndrome climatérique invalidant

6 ITEM 159 : TUMEURS DU SEIN

A – CAT devant un nodule mammaire palpé ?

- **Mammographies + échographie ± IRM mammaire si BRCA :**
  - × Si liquidien : traitement hormonal si douleur
  - × Si solide : Biopsie selon ACR (cancer, fibroadénome…)
    - ACR 1 et 2 : poursuite du dépistage classique
    - ACR 3 : mammographies à 6 mois
    - ACR 4 et 5 : biopsie +++

A – CAT devant un écoulement mamelonaire ?

- **Si unipore :**
  - × Frottis, galactoIRM
    → Papillome ou cancer
- **Si multipore :**
  - × Dosage de la PRL
    → Iatrogène, adénome hypophysaire…

Médecine interne
Flash items tombables

Chapitre 7

POINTS CLES DERNIERES MINUTES

- Céphalées fébriles après 50 ans = pouls temporaux
- Corticoïdes : bilan pré-thérapeutique et mesures associées

1 ITEM 117 : LED ET SAPL

- **Critères : 4 parmi 11 :**
  - × Rash malaire, discoïde, photosensibilité
  - × Ulcération des muqueuses, arthrite non érosive
  - × Pleurésie ou péricardite
  - × Pu > 0.5g/jour
  - × Convulsions ou psychose
  - × AHAI ou autre cytopénie
  - × ACAN ou anti Sm
  - × Fausse séro syphilitique
- **Anticorps anti ADN natif double brin :**
  - × Titre des anti ADN corrélés avec risque de poussée, sévérité, activité
  - × Peut être négatif sans éliminer le diagnostic
  - × A faire tous les six mois
- Glomérulopathies lupiques : **No**n **Mé Sé Pro**fessionellement **Ex Scl**us :
  - × **No**rmal I
  - × **Mé**sangiale II
  - × **Sé**gmetaire et focale III
  - × **Pro**liférative diffuse IV
  - × **Ex**tra membraneuse V

- **Scl**érosante VI

- **FdR de poussée lupique :**
  - Exposition au soleil → écran total, éducation
  - Grossesse
  - Contraception orale +++

- **Contraception et LED :**
  - Obligatoire → grossesse contre indiquée si lupus actif
  - Contre indication des oestroprogestatifs
  - Pas de DIU si corticothérapie
  - Privilégier progestatifs ++ micro ou macro dosés

- **LED et grossesse :**
  - Grossesse à haut risque : surveillance +++
  - Grossesse contre indiquée en période active → contraception
  - Grossesse autorisée si LED stabilisé ≥ 1 an sous < 15 mg/jour de corticoïde
  - Risque MFIU +++ si :
    - Non stabilisé
    - Néphropathie
    - Anti coagulant circulant
    - Ac anti-SSA
  - Grossesse possible sous Plaquenil et sous azathioprine (allaitement aussi)

- **Hydroxychloroquine** : Plaquenil
  - Diminution du nombre et intensité des poussées : immunomodulateur
  - Examen ophtalmo +++ dans l'année suivant l'introduction
  - Toxicité rétinienne, dose dépendante
  - Dosage plasmatique +++ (observance et variabilité)

- **Maculopahie aux anti-paludéens de synthèse :**
  - FO : maculopathie en œil de bœuf, péri-fovéolopathie
  - Dyschromatopsie d'axe bleu-jaune

× Champ visuel central automatisé → scotome annulaire péri-fovéolaire
× Electrorétinogramme multifocal
× Risque de BAV → atteinte maculaire
→ La dose de corticoïde augmente avec la gravité de l'atteinte

- Traitement IS de la glomérulopathie lupique stade III et IV :
  × Cyclophosphamide IV++
    - Après CECOS, contraception
    - Protection vésicale par Uromitexan, Hydratation

- **SAPL** :
  → Associe ≥ une manifestation clinique et ≥ une anomalie bio
  × Clinique :
    - ≥ une mort fœtale inexpliquée > 10 SA
    - ≥ une naissance prématurée < 34 SA
    - ≥ trois fausses couches spontanées successives
    - Thrombose artérielle et/ou veineuse
  × Biologique : à répéter à 6 semaines
    - Anticorps anti cardiolipine
    - Anticoagulant circulant lupique : TCA élevée non corrigé par plasma témoin
    - Anti β2-GP1
    - Fausse sérologie syphilitique : TPHA- et VDRL +

ATTENTION : pas de vaccin vivant atténué chez un patient sous corticothérapie ou IS !→ certificat médical certifiant la contre indication médicale du vaccin, si obligatoire / dissuader la patiente.

Autres vaccins ok mais moins efficaces

2 ITEM 124 : SARCOÏDOSE

- Granulome tuberculoïde, épithélioïde et gigantocellulaire sans nécrose caséeuse
- Adultes jeunes
- Localisations les plus fréquentes :

× thorax : médiastin + poumons.
× Œil, peau, articulations, parotides

- 5 principales étiologies d'érythème noueux de la femme jeune :
  × Sarcoïdose
  × Tuberculose
  × Streptocoque A
  × Contraception orale
  × MICI ou yersiniose
- LBA : alvéolite lymphocytaire à CD4
- Uvéite antérieure aigue : LAF :
  × Synéchies irido-cristalliniennes
  × Précipités rétro-cornéens
  × Tyndall
  → **uvéite = SdG : recherche Sd de Heerfordt**

3 ITEM 270 : PATHOLOGIE DES GLANDES SALIVAIRES

- **Gougerot Sjogren :**
  × Spt oculaire : test de Schirmer
  × Spt buccal : xérostomie
  × Signes cliniques ophtalmologiques : kératite ponctuée superficielle, conjonctivite
  × Atteinte des glandes salivaires
  × Biopsie des glandes salivaires accessoires +++
  × Anticorps anti SSA – anti SSB
  → **4 / 6 dont au moins BGSA et anticorps**

4 ITEM 297 : ANEMIE HEMOLYTIQUE AUTO-IMMUNE

- Régénérative : réticulocytes ↑
- Hémolytique : haptoglobine ↓, LDH ↑, bilirubine libre ↑
- Auto immune : test de Coombs direct positif +++

- **Etiologie** :
  × Médicamenteuse +++

- × Syndrome lymphoprolifératif : lymphome, leucémie
- × Syndrome infectieux : EBV ++→ IgM anti VCA, EBNA
- × LED

- **Traitement** :
  - × Evaluation profondeur de l'anémie, tolérance
  - × Corticothérapie +++ si échec : Rituximab ou IS
  - × NPO folates +++
  - × NPO arrêt du médicament responsable +++, imputabilité, pharmacovigilance

5 ITEM 327 : PHENOMENE DE RAYNAUD

- **Dépistage** :
  - × 2/3 des questions positives : diagnostic de phénomène
  - × Doigts sensibles au froid ?
  - × Changement de couleur au froid ?
  - × Blancs puis bleus ?

- **Causes secondaires** : unilatérale ou asymétrique :
  - × Syndrome du défilé thoraco≥brachial ++
  - × Syndrome du marteau hypothénar
  - × Syndrome du canal carpien
  - × Maladie des vibrations ++ → MPI
  - × Cardiopathie emboligène
  - × Athérome
  - × Maladie de Buerger

	Formes primaires	Formes secondaires
Age du début	< 30 ans	> 30 ans
Nécrose digitale	Non	Oui
Sexe	Homme	Femme
Saison	Hiver	Toute l'année
Atteintes pouces	Non	Oui
Auto anticorps	Non ou faibles	+++
Capillaroscopie	Normale	Microangiopathie : - mégacapillaire - plages désertes - dystrophies

- **Examens complémentaires** :
  - × Anticorps anti nucléaires
  - × Radiographie des mains → recherche calcinose
  - × Capillaroscopie → recherche mégacapillaire
    - Mégacapillaires :
      - Sclérodermie : CREST
      - Dermatomyosite
      - Connectivité mixte : SHARP
  - × Radiographie thoracique

6 ITEM 330 : HORTON ET PPR

- **Critères** :
  - × Début > 50 ans
  - × Céphalées récentes, claudication des mâchoires
  - × Diminution des battements d'une artère temporale
  - × VS > 50
  - × BAT → cellules géantes

- **Amaurose transitoire (Horton) :**
  - × Signe précurseur d'atteinte ophtalmologique → à rechercher
  - × Urgence thérapeutique +++ → risque d'amaurose définitive et bilatéralisation
    - Cortico de toute urgence : l'objet est de prévenir la bilatéralisation
  - × Valable pour tout signe ophtalmo : diplopie, scotome…
  - × Méca : NOIAA ++, OACR, OVCR, NORB
  - × Si le malade ne voit rien et l'ophtalmo non plus → NORB
  - × *ATTENTION* à la cataracte et glaucome des cortico

- **Examens biologiques :**
  - × NFS, VS, CRP, BHC, iono, créatininémie, CPK
    - Syndrome inflammatoire (CRP et VS augmentées, anémie, thrombocytose)
  - × Cholestase anictérique

× Enzymes musculaires normales pour différencier PPR et polymyosite

- Rechercher pseudo polyarthrite rhizomélique +++
- Il n'existe aucun examen biologique spécifique de Horton
- **Biopsie de l'artère temporale :**
  - × Côté guidée par la clinique, possible sous AAG
  - × Après le début du traitement +++
  - × Prélèvement ≥ 2 cm++ → jusqu'à épuisement du bloc
  - × Sous anesthésie locale par chirurgien

    → Pan artérite granulomateuse segmentaire et focale :
    - Infiltrat inflammatoire
    - Cellules géantes +++
    - Fragmentation de la limitante élastique interne

    → NPO : la négativité de la biopsie n'élimine pas le diagnostic +++ si clinique typique et amélioration spectaculaire sous corticoïdes.

- **Traitement de la maladie de Horton :**
  - × Hospitalisation si signes ophtalmologiques
  - × Corticothérapie en urgence +++ après BpT, avec MA.
    - Si signes ophtalmologiques : bolux IV, 3 jours de suite puis PO 1 mg/kg/jour
    - Si pas de signe ophtalmologique : PO : 0.7 mg/kg/jour
  - × Traitement antiagrégant ou anticoagulant +++
  - × Dose d'attaque 3 semaines puis décroissance lente
  - × Palier à 20 mg/jour puis décroissance encore plus lente pour 12 à 18 mois de traitement
  - × Avant l'arrêt du traitement : test au synacthène immédiat +++
  - × Si négatif → HSHC pour prévenir L'ISA++
- Complications à long terme de la maladie de Horton : à 8ans d'évolution : Aortite, rupture d'anévrysme

  → Palper tous les pouls+++

- **PTI** :
  - Thrombopénie isolée → myélogramme non indispensable
  - Si bicytopénie ou avant corticothérapie → myélogramme, NPO sérologie VIH

- **Etiologies** :
  - Médicaments : toujours les évoquer
  - LED : Ac anti-nucléaire, anti ADN
  - VIH : séro VIH indispensable
  - Deficit immunitaire : EPP →hypogammaglobulinémie
  - LLC

- **Traitement**
  - Si > 30 000 plaquettes : pas de traitement sauf si examen invasif, chirurgie
  - Si < 20 000 plaquettes :
    - Si score hémorragique élevé ou saignement : Ig IV puis corticothérapie
    - ± répétition des Ig IV
    - Si score hémorragique bas : corticothérapie
  - NPO : arrêt du médicament responsable +++, imputabilité, pharmacovigilance

Médecine interne
Questions incontournables

Chapitre 7

1 Item 117 : LED et SAPL

A – Quels sont les effets secondaires du cyclophophamide ?

- **Toxicités du cyclophosphamide : Dose dépendante**
  - × Fréquentes :
    - Nausées
    - Myelosuppression : neutropénie +++
    - Infections +++ dont opportunistes
    - Cystite hémorragique → Uromitexan
    - Aménorrhée par insuffisance ovarienne avec stérilité → protection ovarienne
    - Azoospermie
    - Alopécie
  - × Rares :
    - Cancers secondaires : vessie, leucémie
    - Myelodysplasie
    - Cardiotoxiques : TdR, ICC

2 Item 119 : Maladie de Horton

A – Quelle histologie retrouve-t-on à la biopsie d'artère temporale ?

- **Pan artérite granulomateuse segmentaire et focale :**
  - × Infiltrat inflammatoire
  - × Cellules géantes +++
  - × Fragmentation de la limitante élastique interne

  → NPO : **la négativité de la biopsie n'élimine pas le diagnostic +++** si clinique typique et amélioration spectaculaire sous corticoïdes.

3 ITEM 124 : SARCOÏDOSE

A – Quelles sont les 5 étiologies d'érythème noueux les plus fréquentes de la femme jeune ?

- Sarcoïdose
- Tuberculose
- Streptocoque A
- Contraception orale
- MICI

4 ITEM 174 : CORTICOIDES

A – Quels sont les effets secondaires d'une corticothérapie ?

- Obésité facio-tronculaire, lipomatoses
- Troubles endocriniens :
  - × Diabète, hirsutisme, alopécie
  - × Aménorrhée, diminution de la libido
- Hyperlipidémie
- Hypercatabolisme protidique
- HTA
- Ostéoporose +++ → mesurer les patients :
  - × Perte de taille par tassement
  - × DMO et bisphosphonates si > 7.5 g/j > 3 mois
- Ostéonécrose aseptique
- Retard de croissance (enfant)
- Myopathie
- Ruptures tendineuses
- Troubles cutanés : acné folliculite, vergetures, érythrose, purpura, atrophies cutanées, télangiectasies.

5 ITEM 330 : PURPURAS

A – Quels sont les arguments en faveur d'un purpura vasculaire ?

- **Pétéchies, vibices, ecchymoses :**
  - × Confluent
  - × Nécrotique
  - × En relief

6 ITEM 327 : PHENOMENE DE RAYNAUD

A – Quels examens complémentaires réalisez vous devant un phénomène de Raynaud ?

- Anticorps anti nucléaires
- Radiographie des mains → recherche calcinose
- Capillaroscopie → recherche mégacapillaire
  - × Mégacapillaires :
    - Sclérodermie : CREST
    - Dermatomyosite
    - Connectivité mixte : SHARP
- Radiographie thoracique

Hématologie
Flash items tombables

Chapitre 8

POINTS CLES DERNIERES MINUTES

- Schéma daté des aires ganglionnaires
- CECOS
- Syndrome de lyse tumorale
- Thrombopénie : ctrl / SdG / CI aspirine et gestes invasifs
- Myélogramme / BOM / biopsie ganglionnaire

1 ITEM 143 : AGRANULOCYTOSE ET APLASIE

- **Agranulocytose** :
  - × Urgence :
    - Hospitalisation, isolement, VVP
    - Antibiothérapie bactéricide : Piperacilline-Tazo
    - ± G-CSF
  - × PNN < 500 → risque infectieux x100
  - × PNN < 200 → risque infectieux x1000
  - × Myélogramme en urgence +++ → moelle désertique sur lignée granuleuse ou début de régénération
    → blocage au stade de promyélocyte
  - × Enquête d'imputabilité et pharmacovigilance
  - × Pronostic vital en jeu :
    - Choc septique, pneumopathie
    - Gravité des cellulites pelviennes et faciales
      → d'où examen +++ de la marge et gynécologique.
    - Couvrir le Pseudomonas et staph

- **Aplasie médullaire** :
  - × Pancytopénie

    - Diagnostic sur BOM : moelle pauvre sans infiltration ni fibrose
    - Eliminer d'autres causes de pancytopénie : LAM, SMD, MF, SAM, infiltration
    - Critères de gravité :
        - Réticulocytes < 20g/l
        - Plaquettes : < 20g/l
        - PNN < 0.5 g/l

2 ITEM 161 : DYSMYELOPOÏESE

- A évoquer si anémie normo/macrocytaire arégénérative ± thrombopénie + neutropénie
- Diagnostic évoqué sur le frottis sanguin et confirmé par le myélo
    - Moelle riche avec :
        - Dysérythropoièse +++
        - Dysgranulypoièse
        - Dysmégacaryopoièse
        - Dysmyélopoièse.
    - Anémie réfractaire ++
- Pronostic : score pronostic international

- **Evolution :**
    - Cytopénies → infections bactériennes
    - Hémorragies, hémochromatose sur transfusion
    - Acutisation en LAM secondaire → mauvais pronostic
- **Traitement de l'anémie des SMD :**
    - Dosage de l'EPO avant puis → EPO recombinante
    - Transfusion de CGR phénotypés pour Hb > 11 g/dL
    - Prévention hémochromatose secondaire :
        - risque si > 20 CGR ou ferritine >1000 → chélateurs du fer

- Hyperlymphocytose > 5000
- Frottis : petits lymphocytes matures, ombres de Gumprecht
- Immunophénotypage :
  - Score de Matutes 4 ou 5 (avec CD5 +)
- Pas de myélo et pas de BOM
- Myélo seulement si suspicion d'érythroblastopénie ou thrombopénie
- Pas de biopsie ganglionnaire si petits ggl bilatéraux et symétriques.
- BOM si suspicion de transformation en Richter → lymphome B
- TDM TAP si Binet B et C
- Ne pas oublier :
  - Coombs direct
  - EPP pour hypo-gamma ; recherche antécédent infectieux
- Facteurs pronostics :
  - Etude cytogénétique par hybridation in situ (sang)
  - Temps de doublement des lymphomes < 6 mois
  - Beta2 microglobuline augmentée.

- **Causes d'anémie dans la LLC :**
  - Centrale par envahissement : arégénérative
  - Erythroblastopénie :
    - Réticulocytes ↓↓ → diagnostic sur myélo : disparition lignée érythrocytaire
    - PCR parvovirus B19 → Ig IV si +
  - AHAI à auto Ac chaud : Régénérative → corticothérapie + folates +++

- Suspicion de transformation : syndrome de Richter : LHN diffus à grandes cellules B
  - AEG, fièvre, cytopénie, augmentation de taille d'un ganglion
  - Augmentation des LDH, syndrome inflammatoire.

    → Faire bilan d'extension du lymphome +++

→ mauvais pronostic

- Déficit de l'immunité humorale (germes encapsulés) et cellulaire (zona, cancer) → Immunodépression

- Connaître la classification de Binet : ABC !
  - × C = anémie ou thrombopénie centrale !!
  - × Cytopénies auto immunes ≠ stade C (rate compte comme un ganglion)
- Traitement LLC : Rituximab + Fludarabine + Cyclophosphamide
- Traitement AHAI : corticothérapie + B9 ++
- → si hypogamma symptomatique : supplément Ig polyvalentes et vaccin pneumocoque !

4 ITEM 164 : LYMPHOMES

- Adénomégalies ++
- **Diagnostic** : orienté par ponction mais c'est la biopsie ganglionnaire + anapath qui confirme le diagnostic
  - × Histologie indispensable
  - × Analyse anapath avec immunohistochimie ++ ; bio moléculaire, cytogénétique
  - × Si pas de ganglion périphérique :
    - Discuter biopsie sous TDM, coelio, médiastinoscopie
    - LNH cérébraux → biopsie stéréotaxique.

- **Lymphome B à grandes cellules diffus** : idem pour folliculaire
  - × Biopsie ganglionnaire ou d'organe : prolifération clonale CD 20 +
  - × Bilan d'extension
    - TDM corps entier + aires cervicales
    - Echographie hépatique
    - PET scan au 18 FDG ++
      - Au diagnostic, après 4 cures, au suivi
    - BOM de la crête iliaque

- TDM cérébrale et ponction lombaire exploratrice avec cyto et anapath.
- NPO biologie :
  - CRP, LDH, calcémie, NFS, EEP + IF
  - BHC, créatinine (β2 microglobuline)
  - Sérologie VIH +++, VHC, EBV

× Classification de Ann Arbor :
- I : un seul territoire ganglionnaire d'un coté du diaphragme
- II : 2 territoires ou plus d'un seul coté du diaphragme
- III : atteinte ganglionnaire sus et sous-diaphragmatique
- IV : atteinte viscérale ou médullaire.
- IE : atteinte viscérale au contact d'un ganglion
- X : forte masse tumorale, Bulky
- Signes d'évolution :
  - clinique : fièvre, sueurs, amaigrissement
  - Biologie : VS-CRP

× Score pronostic d'IPI +++

× NPO :
- Sérologie VIH 1 et 2, VHB, VHC, EBV, séro et PCR
- Cryoconservation au CECOS +++
- Echo cœur en pré-thérapeutique (cf anthracyclines)

- **<u>Syndrome de lyse tumorale</u>** : ATTENTION CIVD

× Hyperkaliémie

× Hyperphophorémie

× Hyperuricémie ± acidose lactique

× → LDH = marqueur de quantification

× Aggravation par la chimio++

× Prévention :
- Hyperhydratation, hyperdiurèse au sérum physiologique 48 h avant la chimio.
- Surveillance de la diurèse +++

- Hypo uricémiant si hyperuricémie ou en prévention : Rasburicase avec contrôle de l'acide urique.
- Surveillance du rapport phosphocalcique
- → Risque majeur d'insuffisance rénale aigue par NTA → dialyse.

× → Applicable à toute prolifération hématologique maligne

- Un lymphome de bas grade qui se transforme en haut grade : → Sd de Richter aussi (Ex : folliculaire → grandes cellules B)

- **Maladie de Hodgkin** :
  - × 2 pics de fréquence : jeunes vs vieux.
  - × Diagnostic : biopsie ggl → cellules de Reed Sternberg
  - × Bilan d'extension :
    - Idem LNH sauf TDM cérébral et ponction lombaire
    - Faire la BOM
  - × Place +++ du PET scan au diagnostic, dans le bilan d'extension et pour choix de la thérapie
  - × Signes d'évolutivité :
    - Généraux : fièvre > 38°C, amaigrissement, sueurs nocturnes
    - Biologiques : CRP, VS
    - Fortes masses tumorales : Bulky > 10 cm
      → risque de syndrome cave supérieur
      → corticothérapie + anticoagulants.
  - × NPO : sérologie VIH +++

5 Item 165 : Maladie de Vaquez

- **Critères majeurs :**
  - × Hb> 18.5 chez ♂, 16.5 chez ♀
  - × Présence de la mutation V617F de JAK 2
- Si doute :
  - × Masse sanguine totale : polyglobulie vraie si > 125%
- Toujours rechercher une cause de polyglobulie secondaire +++

- Souvent associée à thrombocytose, hyperleucocytose sans syndrome inflammatoire, splénomégalie
- **Ne pas oublier les complications :**
  - × thromboses artérielles et veineuses
  - × Syndrome Budd Chiari
  - × Thromboses cérébrales
- **Evolution vers :**
  - × myélofibrose ++ :
    - SMG, HMG, érythromyélémie
    - Dacryocytes sur le frottis
  - × LAM secondaire (acutisation) → mauvais pronostic
- **Traitement :**
  - × Saignées +++ jusqu'à Ht < 45%
  - × Aspirine +++ : attention ulcère gastro-duodénal
  - × Traitement myélosuppresseur : hydroxyurée si
    - Antécédents de thrombose ; > 65 ans, saignées trop fréquentes
  - × ES : macrocytose, pancytopénie, aphtose

6 ITEM 166 : MYELOME MULTIPLE

- Diagnostic sur myélogramme : > 10% de plasmocytes → plasmocytose médullaire
- Pas de BOM sauf myélogramme normal et forte suspicion car myélo negatif n'élimine pas le diagnostic.
- L'EPP montre un pic monoclonal confirmé par immunofixation
- L'EPP peut montrer un pic, un hypo signal, être normal sans éliminer le diagnostic.
- NPO l'EPU++ → protéinurie de Bence Jones
- VS augmentée sauf à chaines légères ou cryo.
- Si à chaines légères : identification et quantification par néphélémétrie Kappa et lambda
- Bilan osseux : radiographie squelette entier +++

- IRM médullaire si complication médullaire par épidurite ou rupture postérieure

- **Causes d'atteinte rénale :**
    - × Tubulopathie myélomateuse : Fanconi
    - × Amylose AL +++
    - × Dépôt de chaines légères : Randall

    → Ne pas oublier les facteurs favorisants :
        - Déshydratation, PH non alcalin d'où alcalinisation
        - PdC iodés d'où CI / AINS / IEC
        - Infection, hypercalcémie

- **Ne pas oublier :**
    - × Complications infectieuses liées à l'hypogammaglobuliémie :
        - germes encapsulés → pneumocoques
        - Haemophilus méningo → vaccin +++

        → Prophylaxie, éducation ++, antibiothérapie au moindre doute
    - × Hyperviscosité sanguine :
        - Confusion, somnolence, risques de thrombose, HTA, troubles visuels, troubles de coagulation.

        → Urgence : plasmaphérèse et mise en route du ttt

        → Plus fréquent dans le Waldenström
    - × Hypercalcémie fréquente par activation ostéoclastique
        - Hyperhydratation
        - Biphosphonates IV selon fonctions rénales
        - Corticothérapie
    - × Anémie → traitement de la maladie ± EPO

- **Pronostic :**
    - × Classification Salmon et Durie à connaître
    - × Cytogénétique sur plasmocytes médullaires.
    - × IPI : albumine et β2 microglobuline (ISS)
    - × CRP augmentée mais éliminer infection +++
    - × LDH augmentée

- Ne pas oublier : âge, terrain, IRC, amylase AL, leucémie à plasmocytes (circulants)
  → ISS :
    - I : β2 ≤ 3.5 et albu > 35
    - II : β2 <3.5 et albu < 35 ou β2 entre 3.5 et 5.5
    - III : β2 > 5.5

- **Critères CRAB du myélome** :
  asymptomatique →pas de traitement
  symptomatique → traitement.
  - **C** : calcémie augmentée > 2.75 mM
  - **R**énal : IRC > 170µM de créatinine
  - **A**némie : Hb < 10g/dl
  - **B**one : lésions osseuses lytiques ou fractures ou douleurs.
  - Autres manifestations : hyperviscosité sanguine, amylose AL, > 2 infections bactériennes/an.

- **Le suivi du myélome se fait :**
  - Sur l'électrophorèse du sérum si myélome à Ig totale
  - Sur la quantification des chaines légères en néphélémétrie si chaines légères (car pas de pic à l'EPP)
  - Protéinurie de Bence Jones
  - Bilan osseux annuel

7 ITEM 175 : TRAITEMENTS ANTI-THROMBOTIQUES

- <u>**Héparines :**</u>

Produits	Voie d'administration	Doses	Surveillance biologique
HBPM	SC	1 ou 2 inj/jour	Anti Xa si obèse et risque hémorragique
Enoxoparine	SC	100 UI/kg/12h	1.2 ± 0.2 UI/ml
Fondaparinux	SC	7.5 mg/24 h	
HNF Si IR et HT risque hémorragique	IV	Bolus 50UI/kg Puis 500 UI/kg/jour	TCA : 2-3 héparinémie
HNF	SC	500 UI/kg/jour	idem
RIVAROXABAN	PO		

- × Ne pas oublier plaquettes 2 fois par semaine pour +++ → TIAH

- **AVK** :
  - × Contre indications absolues :
    - Hypersensibilité connue
    - Insuffisance hépatique sévère
    - Grossesse → contraception
    - Allaitement
    - Association SADAM : millepertuis, miconazole, AINS, aspirine >3 g/jour
  - × Commencer par 1cp/jour dans les trois premiers jours d'héparinothérapie : Fluindione 20 mg
  - × Premier contrôle d'INR à J2-J3 → dépister une sensibilité élevée
  - × Arrêt de l'héparine quand 2 INR consécutifs dans la cible
  - × Puis INR / semaine, puis / quinzaine puis mensuel
  - × Education +++ du patient sous AVK :
    - Carnet, pas d'automédication → INR
    - Gestes interdits, MHD, régime alimentaire
    - Information de tous les professionnels de santé
  - × INR cibles selon indication :
    - TVP-EP / ACFA = 2-3
    - Prothèse valvulaire mécanique : 2.5-4.5 selon la valve et sa position.

- **Surdosages asymptomatiques en AVK** :

INR mesuré	INR cible 2.5	INR cible ≥3
< 4	Pas de saut de prise Pas d'apport de vitamine K Diminuer la dose.	
4 ≤ INR <6	Saut de prise Pas d'apport en vitamine K Diminuer la dose	Pas de saut de prise Pas d'apport en vitamine K Diminuer la dose
6 ≤ INR <10	Arrêt du traitement 1à 2 mg de vitamine K PO	Saut de prise Avis spécialisé ± vitamine K PO
INR >10	Arrêt du traitement 5 mg de vitamine K PO	Avis spécialisé urgent Hospitalisation

→ controle INR le lendemain

- **Surdosage en AVK et hémorragie grave** :

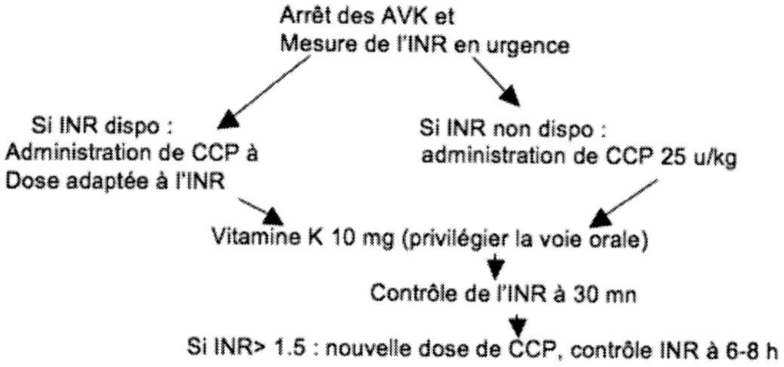

→ Reprendre l'AVK dans un délai en fonction du risque de récidive hémorragique et de l'indication initiale de l'AVK

8 ITEM 297 : ANEMIES

- **Mégaloblastiques :**
  - × Myélogramme non formellement indiqué si carence en B12-B9 affirmée par NFS et dosages
  - × Si Myélogramme :
    - Moelle riche, bleutée, mégaloblastique
    - Asynchronisme de maturation nucléo-cytoplasmique.
  - × Faire dosage de vitamine B9, B12 avant transfusion +++
  - × Le myélogramme se normalise en 48 h

  → Anémie normochrome, macrocytaire, arégénératives : 100 > VGM >110 +++ ± neutropénie et thrombopénie.
    - PNN hypersegmenté sur frottis sanguin.

  → Hémolyse intra-médullaire +++ par avortement
    → réticulocytes ↓, hapto ↓, bilirubine libre ↑, LDH ↑
  - × **Biermer** : B12 basse + anticorps anti FI
    → gastrite chronique atrophique auto-immune à la biopsie
    - Traitement : vitamine B12 IM à vie / 3 mois
    - Si thrombopénie ou AVK → CI aux IM !
      → vitamine B12 orale forte dose quotidienne
    - ± supplémentation martiale si carence par relance de l'érythropoïèse

- Si associée à vitiligo, thyroïdite auto-immune : PEAI
- Ne pas oublier dans le Biermer :
  - Pas de folates si carence en B12 → risque d'aggravation de sclérose combinée médullaire
  - Si carence en folates → acide folique
  - EOGD + biopsies / 3 ans car risque augmenté de cancer.

- **Anémies hémolytiques** :
  - × Biologie :
    - Hapto ↓, bilirubine libre ↑, LDH ↑
    - Toujours frottis sanguin et test de Coombs direct +++
    - Si fièvre : hémoculture + frottis goutte épaisse
    - (on peut avoir une splénomégalie dans une AHAI)
  - × Anémie normochrome, normocytaire , régénérative ++ (sauf très précoce) → réticulocytes ↑
  - × Elle peut être peu arégénérative et savoir en rechercher les causes :
    - Carence en fer
    - Carence en folates
    - Syndrome inflammatoire ou infectieux.

- **Anémies hémolytiques auto-immunes** → faire Coombs direct
  - × Pas le test de Coombs direct qui fait le diagnostic mais le test d'élution
  - × Traitement AHAI à anticorps chaud = corticothérapie + B9
  - × Etiologie AHAI :
    - Infections aigues : EBV+++, CMV, VIH, VHC
    - Tumeurs ovariennes
    - Médicaments ++ → IFN, ribavirine
    - Hémopathies malignes → recherche adénopathies, frottis sanguin
    - Maladies autoimmunes : LED, sclérodermie
    - Idiopathies le plus souvent : diagnostic d'élimination
  - × AHAI + thrombopénie auto-immune : syndrome d'Evans

→ dans le lupus +++

- **Anémies par carence martiale :**
  - × Diagnostic sur ferritinémie ++
  - × En fin de traitement : dosage ferritinémie pour juger réplétion des stocks
  - × Traitement : fer / 4 mois, si intolérance au fer PO → Ferinject jusqu'à ferritinémie normale
  - × Ne pas oublier :
    - Une carence martiale sans cause doit être suivie
    - Refaire examen à visée étiologique : EOGD, coloscopie, biopsies, videocapsule

9 ITEM 330 : PURPURAS

- **Purpura thrombopénique immunologique** :
  - × Thrombopénie isolée
  - × Eliminer fausse thrombopénie à l'EDTA → contrôle sur tube citraté
  - × Myélogramme non systématique, à faire si :
    - > 60 ans
    - Anomalie d'autre lignée ou sur frottis
    - Organomégalie
    - Avant splénectomie
    - Avant corticothérapie, si pas de réponse aux Ig IV
  - × Examen clinique normal (pas de SMG)
  - × Pas d'argument pour LED
  - × Sérologie VHC et VIH négative
  - × Pas d'argument pour lymphoprolifération : clinique normale, lymphocytose normale, LDH normal
  - × Pas de CIVD
  - × Pas de prise médicamenteuse
  - × EEP normale (pas de DICV)
  - × Si hémolyse ajoutée : syndrome d'Evans ou MAT (schizocytes)

- **Purpura thrombopénique idiopathique** :
  - × Risque hémorragique si < 30 g/l
  - × Recherche critère de gravité :
    - Purpura écchymotique, hématomes spontanés
    - Bulles hémorragiques intra-buccales
    - NPO FO +++
  - × Se méfier d'une HTA
  - × Traitement :
    - Que si plaquette < 30 g/l
    - Corticothérapie
    - Si syndrome hémorragique grave :
      - ▪ Ig polyvalentes IV à 51 et 53
      - ▪ Bolus de corticothérapie IV

10 ITEM 339 : TROUBLE DE L'HEMOSTASE ET DE LA COAG

- **Hypovitaminase K :**
  - × Etiologies :
    - Maladie hémorragique du nouveau né par immaturité hépatique et absence de flore pour l'absorber
    - Chez l'adulte :
      - ▪ AVK
      - ▪ Malabsorption : cholestase (ne pas oublier K de la tête du pancréas), résection intestinale, maladie caeliaque
      - ▪ ATB par destruction de la flore
      - ▪ Rares carences d'apport
  - × Diagnostic biologique :
    - Plaquettes et fibrinogène : N
    - TP ↓, TCA ↑
    - Facteurs II, VII, X, st ↓
    - Facteur V : Normal
  - × Traitement :
    - Vitamine K PO sauf malabsorption
    - Si saignement : vitamine K IV + CCP

- **CIVD** : libération de facteur tissulaire
  - × Clinique :
    - Saignement cutanéo-muqueux
    - Micro-thromboses.
  - × Principales causes :
    - Infections sévères
    - Cancers (poumons, pancréas, prostate), leucémies
    - Accidents transfusionnels, hémolyses intra-vasculaires sévères
    - Pathologies obstétricales +++
    - Polytraumatisme
    - Chirurgies lourdes
  - × Diagnostic biologique :
    - Plaquettes < 50G/L +++ ou baisse rapide
    - TP ↓ < 50% ++ ; TCA ↑
    - Fibrinogène ↓ (1g/L)
    - D-Dimères > 500 +++
  - × Traitement de la CIVD :
    - Traitement étiologique +++
    - ± PFC et plaquettes si saignement

- **Maladie de Willebrand** :1 % de la population
  → Traitement par desmopressine
  - × Transfusion autosomique dominante
  - × Hémmorragies cutanéo-muqueuses +++ (hemostase primaire)
  - × Tests permettant d'établir le diagnostic :
    - Temps de saignement allongé
    - TCA
    - Dosage du facteur de Willebrand (activité cofacteur de la ristocétine et Ag) et du facteur VIII

- **Hémophilie** :
  - × Transmission récessive liée à l'X → hommes
  - × Déficit en facteur VIII ou IX de la coagulation

- Clinique :
  - Gravité dépend du taux de facteur
  - Hémarthroses et hématomes (hémostase secondaire) → se révèle à l'acquisition de la marche
- Diagnostic biologique
  - TCA ↑, corrigée par adjonction de plasma témoin
  - Déficit isolé
    - En facteur VIII → hémophilie A
    - En facteur IX → hémophilie B
- Traitement :
  - Concentré de facteur VIII ou IX
  - Risque d'apparitiond d'allo anticorps

Hématologie
Questions incontournables

Chapitre 8

1 ITEM 135 : TVP - EP

A – Quand faire un bilan de thrombophilie ?

- 1er épisode de TVP idiopathique avant 60ans
- Survenue d'une thrombose chez une femme en âge de procréer, même si facteur déclenchant
- Thrombose veineuse d'un site inhabituel inexpliquée
- Récidive de TVP
- Histoire familiale de thrombose
  → Facteur de risque constitutionnel +++ Doser :
    × Déficit en AT, Protéine C, Protéine S
    × Facteur V leiden et mutation F II → fréquence +++

2 ITEM 164 : LYMPHOMES

A – Comment prévenez vous le syndrome de lyse tumorale ?

- Hyperhydratation, hyperdiurèse au sérum physiologique 48 h avant la chimio.
- Surveillance de la diurèse +++
- Hypo uricémiant si hyperuricémie ou en prévention : Rasburicase avec contrôle de l'acide urique.
- Surveillance du rapport phosphocalcique

3 ITEM 339 : TROUBLE DE L'HEMOSTASE ET DE LA COAG

A – Quelles sont les principales causes de CIVD ?

- Infections sévères
- Cancers (poumons, pancréas, prostate), leucémies
- Accidents transfusionnels, hémolyses intra-vasculaires sévères
- Pathologies obstétricales +++

- Polytraumatisme, Chirurgies lourdes (greffes, etc...)

Hépato-Gastro-Entérologie
Flash items tombables

Chapitre 9

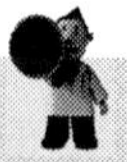

POINTS CLES DERNIERES MINUTES

- Alcool en g/L : L x degré x 8
- Douleur abdo = cicatrices / TR / OGE / orifices herniaires / ECG
- TOCO : TR / OGE / Cicatrices / orifices herniaires
- Arret alcool
- Prévention du DT
- CI médicaments hépatotoxiques / hépatoprotection / Vaccination VHA,B
- TV/TR (carcinose péritonéale) / Gg de Troisier (Schema)

1 REFLEXES CANCERS DIGESTIFS

- RCP, PPS, prise en charge nutritionnelle pré op +++
- Clinique : réflexe : **FATT** → **F**oie, **A**scite, **T**R, **T**roisier !
- **Paraclinique : T_2 N_2 M_2 →**
  - × **T**umeur (stade)
  - × **T**errain (comorbidités, dénutrition, etc…)
  - × **N** : ganglions
  - × **N**éo-adjuvant : bilan pré radiochimio
  - × **M**étastase : bilan d'extension
  - × **M**arqueurs : NPO en Cancéro

2 ITEM 83 : HEPATITES VIRALES

- **Hépatite chronique C :**
  - × Dépister les toxicomanes et les transfusés d'avant 1992
  - × Diagnostic : sérologie VHC, si positive

→ PCR-VHC (doit être confirmée par 2e test, 2e technique)
- × Genotypage++
- × Degré de fibrose +++ → tests non invasifs
  → détermine le traitement
- × Traitement dès métavir F2+++ : IFN peg + ribavirine
  (+ inhibiteur protéase pour un génotype 1
  → donc trithérapie pour un génotype 1)
- × Objectif : guérison !!! pas de vaccin
- × Cryoglobulinémie sur VHC → atteinte extra-hépatique (articulaire, purpura, reins, neurologique)
  → si symptome, on traite le VHC !! (c'est le ttt de la cryo)

- **Hépatite B chronique** :
  - × Diagnostic : Antigène HBs + (faire charge virale) ; obligatoire à six mois de grossesse
  - × Degré de fibrose à déterminer pour le traitement
    → Métavir sur PBH
  - × Traitement suspensif, pas de guérison !
    → analogues nucléosidiques +++ ± IFN
    (objectif : négativer la charge virale)
  - × Vaccin +++ et Ig
  - × Dépister les partenaires sexuels et l'entourage
  - × Si femme enceinte → serovaccination à la naissance et toilette antiseptique
  - × Traiter systématiquement si le patient est immunodéprimé

3 BONUS : HEPATITE ALCOOLIQUE AIGUE

- Complique une cirrhose alcoolique le plus souvent
- Ictère + fièvre + transaminases ↑ (+++ ASAT), ↑ PNN, IHC, AEG, a même du mal à boire
- Evaluer la gravité : ↓ TP et intensité de l'ictère
  → score de Maddrey et échographie abdominale.
- Confirmer par PBH transjugulaire car TP<50%

- Si confirmé, → corticothérapie (même avant les résultats) car diminue la mortalité

4 ITEM 118 : MALADIE DE CROHN ET RCH

- Diarrhée aigue ou chronique de type lésionnelle avec CRP ↑
- **Manifestation extra digestive +++ :**
  - × Aphtose, érythème noueux, cholangite sclérosante, SPA
  - × Cholangite sclérosante – risque de cholangiocarcinome
- **Traitement :**
  - × 5-ASA → corticothérapie → IS (Azathioprine ± anti-TNFα)
  - × Attention : anti TNFα et risque de tuberculose +++
- Complications ano-périnéales → risque d'incontinence
- Risque néoplasique majoré → risque élevé
  - → Coloscopie dès 10 ans d'évolution puis/2 ans
  - → Coloscopie d'emblée si cholangite sclérosante

5 ITEM 148 : TUMEURS DU COLON ET DU RECTUM

- TNM à connaitre
- **Dépistage de masse :**
  - × Niveaux de risques :
    - Moyen : > 50 ans, asymptomatique
      → hémocult 3 jours de suite
    - Elevé : antécédents familiaux 1er degré ou personnels ou MICI colique
      → coloscopie direct, pas d'hémocult
    - Très élevé : HNPCC, PAF
    - → consultation oncogénétique, coloscopie dès 20ans
- Exérèse endoscopique si T1 → anapath ± chir complémentaire
- Coelio de première intention → bénéfice post-opératoire ! sauf T4 et perforation
  - × Résultat carcinologiques identiques
- Si métastase hépatique résécable → chimio-chirurgie-chimio

- **Rectum** : TR + echo endo + IRM pelvienne
  - A partie de T3 ± N1
    → RCT néo adjuvante puis chirurgie puis chimio
  - 1/3 supérieur :
    - Résection puis anastomose colo-rectale ; 5 cm de marge, iléostomie de protection, pas de radiothérapie (idem colon)
  - 1/3 moyen et inférieur :
    - Proctectomie + anastomose colo-anale avec réservoir
    - Exérèse mésorectum, préservation nerveuse
    - Iléostomie de protection ; 1 cm de marge distale post RCT
    - Amputation abdo-périnéale si marge < 1 cm ou envahissement du sphincter → colostomie définitive
- Connaître l'annonce : bilan pré T :$T_{2,}$ N_2 M2 ++ ; surveillance

- **Complications des CCR : PHOIF :**
  - **P**erforation : péritonite
  - **H**émorragie avec anémie par carence martiale
  - **O**cclusion
  - **I**nfection : endocardite infectieuse à entérobactérie
  - **F**istule
- Information sur la chirurgie : principes, monitage, durée de la chirurgie et hospitalisation ; risques de la chirurgie (complications, transfusion..) séquelles digestives et fonctionelles, personne de confiance…

6 ITEM 150 : TUMEURS DE L'ESTOMAC

- EOGD + biopsie-anapath et écho endo pour extension locale
- TDM + marqueurs
- NPO curage !
- ADK de l'antre : gastrectomie 2/3 avec marges 5 cm
  → extempo et anapath avec chimio néo et adjuvante
- Si linite → gastrectomie totale

- Si ADK autre que l'antre : gastrectomie totale + anastomose Y
- NPO : supplément en B12 IM à vie
  → sinon sclérose combinée de moelle
- Risque de dumping syndrome, fractionner les repas +++

7 Item 152 : Tumeurs de l'oesophage

- ADK sur EBO
  → traitement endo par mucosectomie le plus souvent
- Carcinome épidermoide sur alcoolo-tabac → dysphagie + AEG
  - Oeso-gastrectomie polaire supérieure par thoraco+laparo
  - RCT néo adjuvante puis chirurgie si possible si N+
- EOGD + biopsie sur toute dysphagie
- Résécabilité : TDM, échoendo, PET scan ; opérabilité

8 Item 155 : Tumeurs du pancreas

- Ictère cholestatique nu, AEG, baisse du TP (vitamine K)
- TDM, Ca 19.9
- Traitement endoscopique : biopsie + endoprothèse
- **Traitement : ADK de la tête :**
  - Duodéno-pancréatectomie céphalique
  - Extempo, anapath, curage
  - Chimio adjuvante.

9 Item 205 : Hemorragie digestive

- Recherche signes de gravité et mesures d'urgence
- Endoscopie dans les suites
- Etiologie : UGD, Mallory Weiss, rupture VO, angiodysplasies.
- Toute anémie férriprive est un saignement digestif JPDC
- Stabilisation hémodynamique avant endoscopie
- **Selon étiologie :**
  - ulcère gastro-duodénal : IPP IV 80mg puis IVSE 8 mg/H

    - Rupture VO : somatostatine
- Escalade diagnostique : Gastroscopie puis coloscopie, puis entéro puis TDM puis artério ou capsule

10 ITEM 217 : SYNDROME OCCLUSIF

- Ne pas oublier : **TOCO** :
    - **T**R, **O**rifices herniaires, **C**icatrices, **O**GE
- Diagnostic du mécanisme : obstruction vs strangulation
- Diagnostic du siège : grêle vs colon
- Si ASP : absence d'air dans le colon pour grêle : NHA, pas de pneumopéritoine
- **TDM +++ :**
    - Jonction grêle plat – grêle dilaté → syndrome jonctionnel
    - Colon : ne pas oublier opacification basse
    - Recherche ascite, hémorragie, métastase, recherche épanchement, pneumatose…
- **Traitement :**
    - Recherche signe de gravité clinique et biologique
    - SNG (avant TDM), hydratation, rééquilibration hydro-elec
    - Pas d'antibiothérapie

- **<u>Grêle sur bride</u> :**
    - Si signe de gravité :
        - Syndrome inflammatoire ou douleur provoquée, nette défense → chirurgie d'emblée
        - Si nécrose intestinale : pneumatose, défaut de rehaussement, aéroportie → chirurgie d'emblée

      → Voie :
        - Laparotomie, exploration, prélèvements
        - Traitement étiologique de l'obstacle
        - Examen de viabilité
        - Recherche 2e obstacle, adhésiolyse complète
        - Résection - anastomose si nécrose
    - Si pas de signe de gravité :

- SNG, hydratation ; à jeun
- Test à la graffine à H6, H12 et ASP
  - Si ça passe au niveau du colon droit → c'est gagné
  - Si ça ne passe pas → chirurgie

- **Volvulus du sigmoïde** : sujet âgé, polypathologique
  - × Occlusion colique par strangulation
  - × Détorsion en urgence :
    - Tube de Faucher sous contrôle radiologique
    - Détorsion endoscopique.
  - × Indication de chirurgie à distance : sigmoïdectomie emportant la charnière → pas avant 2 ou 3 volvulus
  - × ASP debout et couché / TDM → sigmoïde en grain de café
  - × Lavement à la graffine → sténose en « bec d'oiseau » (diagnostique et thérapeutique)

- **Cancer colique gauche en occlusion** : obstruction
  - × Rectorragie + AEG
  - × Chirurgie → colostomie de proche amont plutôt
    - Coelio ou laparo avec chirurgie carcino sous 7 jours
      → Emportant la stomie ; après le bilan,
      → Avec rétablissement de continuité
    - Endoprothèse si palliatif uniquement
    - Parfois résection anastomotique en un temps
  - × Attention à la colectasie avec risque de perforation diastatique du caecum si ≥ 8 cm

11 ITEM 224 : APPENDICITE AIGUE

- Au TDM : appendice épaissi, œdème du méso appendice et stercolithe

  → appendicectomie sous coelio ; antibiothérapie seulement si épanchement local ou perforation : 48 h

- Péritonite appendiculaire : au TDM : épanchement du Douglas et abdominal

  → appendicectomie sous coelio + toilette péritonéale (prélèvement per op) + antibiothérapie 5 jours

12 ITEM 228 : CIRRHOSE ET COMPLICATIONS

- IHC+ HTP + foie dur à bord tranchant + signe de patho causale
- Test non invasif de fribrose vs PBH (modalités, information, risques)
- Surveillance : clinique, bio, échographique, + αFP/ 6mois
- Score de Child Pugh (TABAC), score de MELD
- **Fibroscopie** pour varices oesophagiennes : au diagnosic puis :
  - Si 0 → à 2 ans
  - Si stade 1 → à un an
  - Traitement préventif APD stade 2 !!
- Etiologie : alcool, VHC, VHB, NASH, hémochromatose
- **Complications** : 5% par an
  - CHC +++
  - Autres : hémorragie digestive par rupture varice oesophagienne, ascite et infection, encéphalopathie, syndrome hépato-rénal, IHC
  - Ne pas oublier les complications de l'alcool

- **CHC sur cirrhose :**
  - Diagnostic indirect sur imagerie et α-FP (Barcelone)
    → Réhaussement artériel et washout en portal/tardif
  - Mauvais pronostic : chirurgie, transplantation (critères de Milan), ablation percutanée
  - Dépistage écho et α-FP /6 mois.

- **Hémorragie digestive par rupture de VO** :
  - Traitement vasoactif d'urgence : glypressine /somatostatine +++ IVSE en urgence

× Endoscopie diagnostique et thérapeutique : seulement si hémodynamique stable et estomac vide (vidange à l'érythromycine)
× Réanimation adaptée : transfusion pour hémoglobine à 8 et Ht à 25% → schéma transfu restrictif +++
× Antibiothérapie pour ILA : norfloxacine
× Prévention :
  - Primaire : β-bloquants non cardiosélectifs ou ligatures des varices oesophagiennes si βB contre indiqués ou intolérance !!
  - Secondaire : β-bloquants non cardiosélectifs ET ligature des varices per endoscopique
× TIPS si récidivantes ou rétractaires (transjugulaire), dernier recours

- **Ascite :**
  × Contre indique une PBH transcutanée
  × Ponction en matité, à la jonction 2/3 interne – 1/3 externe de l'ombilic et EIAS ; asepsie stricte
  × Analyse : envoi du liquide en bactério, cyto, bioch
  × Traitement : diurétiques (anti aldostérone) et / ou ponction évacuatrice associée à perfusion d'albumine IV
  × Surveillance : efficacité et tolérance.

- **Infection du liquide d'ascite :**
  × Si > 250 PNN / mm³ ;
  × Ponction de patient ascitique qui ne va pas bien, diarrhée
  × Traitement : C3G : cefotaxime + albumine IV !
  × Contrôle par ponction d'ascite à 48 h :
  → efficacité si ↓ ≥ 50% des PNN
  × Antibioprophylaxie au décours et devant tout risque, devant rupture de varice œsophagienne

- **Syndrome hépato-rénal :**
  × Le rein du cirrhotique est fragile
  × Toxicité : (diurétique, AINS, aminosides, PdC)

- × Insuffisance rénale fonctionnelle +++ chez le cirrhotique, qui ne répond pas au remplissage et arrêt diurétique

13 ITEM 234 : DIVERTICULITE AIGUE SIGMOÏDIENNE

- Faire TDM, hémocs et ECBU car fistule colo-vésicale fréquente
- **Traitement :**
  - × Augmentin® IV : 48h ou C3G + métronidazole IV 48h
  - × Relai oral 8 jours d'Augmentin® → total 10 jours
- Coloscopie systématique à 6 semaines.

- **Complications :**
  - × Péritonite, abcès péri-diverticulaire, perforation, pneumopéritoine, bulles d'air extra-digestives → micro perforation.
  - × Fistule sigmoïdo-vésicale fréquente +++

- **Traitement des formes compliquées :**
  - × C3G + métronidazole + gentamicine IV pendant 5 jours.
  - × TDM de contrôle à J5
  - × Relai préventif par Augmentin + FQ 15 jours
  - × Coloscopie à 8 S systématique.
- **Au TDM :**
  - × Infiltration graisseuse, épaississement pariétal, diverticule
  - × Bulles d'air extra-digestives : micro perforation
- **Indication chirurgicale :**
  - × Idéalement à froid : 2-3 mois plus tard si ≥ 2 poussées.
  - × Dès la première poussée si :
    - Complications +++ : péritonite → Hartmann en aigu
    - Immunudéprimé, AINS ou corticothérapie au long cours : à froid car favorise les complications
    - Abcès ≥ 5 cm, fistule sigmoïdo-vésicale, pneumaturie : à froid

    → traitement par coelio-chirurgie : colectomie simgoïdo-iliaque emportant la charnière à 2 mois

- Si abcès ≥ 5 cm → drainage : radio percut ou caelio
  - Et antibiothérapie : C3G + Flagyl + gentamicine IV 5 jours, relai 10 jours
  - TDM à J5 et chirurgie à distance si gros abcès

14 ITEM 242 : HEMOCHROMATOSE

- Signes fonctionnels précoces : asthénie, arthralgies (poignée de main douloureuse) → chondrocalcinose
- **Signes fonctionnels tardifs :**
  - cirrhose, CHC
  - pancréas : diabète
  - cardiopathie
  - atteinte cutanée
- Diagnostic : ferritine et CST, enquête génétique : C282Y+/+ ± H63 D → familiale : information, accord éclairé écrit
- Traitement : saignées

15 ITEM 258 : LITHIASE BILIAIRE

- **Vésiculaire :**
  - Asymptomatique : abstention thérapeutique
  - Colique hépatique : cholécystectomie coelio
  - Cholécystite : antibiothérapie (C3G) + cholécystectomie (coelio) dans les 48h + cholangio per op+++
  - Si cytolyse ou choléstase ou augmentation des lipases = echo endo première +++

    → ± sphinctérotomie endoscopique si calcul de la voie biliaire principale et cholécystectomie le lendemain.

- **Voie biliaire principale :**
  - Angiocholite : douleur + fièvre+ ictère → échographie en première intention ; hémocultures

× Echo endo puis CPRE avec sphinctérotomie endoscopique première en urgence puis cholecystectomie dans la semaine ;
→ Attention pancréatique post-CPRE → lipase +++

16 ITEM 268 : PANCREATITE AIGUE

- Lipase > 3N ;
- **Critère de Blamey pour étiologie biliaire :**
  - × Femme > 50 ans
  - × Bio : PA > 2.5 , ALAT ≥ 2.5N , Lipase > 15N
- **Diagnostic de gravité :**
  - × CRP> 150 mg/l à 72h
  - × Ranson > 3→ à l'arrivée et à 48 h : GALLA. BOUCHE ; tous les critères à la fois
    - **G**lycémie, **A**ge, **L**DH, **L**euco, **A**SAT,
    - **B**icar, Pa**O**$_2$, **U**rée, **C**a, **H**ématocrite, **E**au séquestrée
  - × Balthazar à 48 h + nécrose pancréatique
- Si bénigne : écho endo + sphinctérotomie

→ surveillance lipase +++ (post CPRE) → cholécystectomie à J7

- Si grave : sphinctérotomie en urgence seulement si dilatation des voies biliaires et cholécystectomie à distance

17 ITEM 269 : PANCREATITE CHRONIQUE

- Calcifiante +++ : Pathognomonique
- Alcool +++
- Mais aussi : Hyperparathyroïdie, familiales et génétique
  → CFTR : Muco
- **Présentation** :
  - × Poussées aigues, Pseudokystes
  - × Insuffisance pancréatique exocrine : diarrhée, stéatorrhée
  - × Insuffisance pancréatique endocrine : diabète
- Prise en charge étiologique : sevrage

- Prise en charge symtomatique : douleurs, diabète, maldigestion
- Prise en charge spécialisée des complications :
  - × Obstruction intestinale
  - × Obstruction biliaire→ risque de cirrhose biliaire secondaire
    → Endoscopie ou chirurgie

18 ITEM 280 : REFLUX GASTRO-OESOPHAGIEN

- **Pyrosis** = reflux gastro-oesophagien certain
  → Pas d'exploration si pyrosis sauf si signe d'alarme :
  - × 50 ans, facteur de risque, dysphagie, anémie → EOGD
- **Signes atypiques** : ORL, toux → incertain
  → EOGD et si négatif → pH métrie dès 24 heures.
- Complications : oesophagite, signe le RGO et risque de récidive
  - × → risque de sténose, EBO qui compliquent l'oesophagite
- Hernie par roulement → chirurgie car risque d'étranglement
- Hernie par glissement : ni nécessaire, ni suffisante pour le RGO
- **Traitement** :
  - × MHD : surélévation du lit, posturale
  - × IPP +++, antiacides
  - × Si chirurgie anti-reflux : coelio, qui doit être précédé par :
    - Ph métrie des 24h
    - Manométrie pour éliminer les troubles moteurs
      → CI de la chirurgie
- Suivi clinique : endoscopie seulement si EBO ou oesophagite sévère car risque d'ADK sur EBO +++

19 ITEM 290 : ULCERE GASTRO-DUODENAL

- **Etiologies : HACEK** : **H**élicobacter, **A**INS,**C**rohn, **E**llison, **C**ancer
- Hélicobacter pylori (donc maladie infectieuse)
- AINS (repérer la prise dans les dossiers) : iatrogénie +++
- EOGD + biopsie +++ pour diagnostic

- Si AINS : EOGD si symptomes persistent à l'arrêt ou arrêt impossible
- **Différents suivis :**
  - × Ulcère duodénal : suivi clinique seulement après éradication → test respiratoire à la fin (4 semaines après arrêt des ATB et IPP)
    - Exceptions : hémorragie, perforation, terrain à risque → contrôle EOGD
  - × Ulcère gastrique : suivi EOGD car risque de K

- Formes compliquées : révélation par hémorragie, perforation, sténose, AVK, terrain vs simples
- Traitement symptomatique : IPP seulement 6 semaines

- **Traitement étiologique** : éradication d'Hélicobacter pylori :
  - × Séquentiel en première intention :
    - 5 jours : Amoxicilline + IPP 40mg
    - 5 jours : Clarithyromycine + métronidazole + IPP
  - × Si allergie amoxicilline → Quadrithérapie au Bismuth
- IPP sur AINS si : > 65 ans, atcd d'ulcère gastro-duodénal, AVK
- Si antécédent familial de K gastrique
  → Eradication d'Hélicobacter pilori dans la famille

- **Recherche hélicobacter pilori et éradication si :**
  - × UGD, lymphome du MALT, dyspepsie non ulcéreuse, AINS au long cours, PTI...
  - × Haut risque de cancer gastrique +++ :
    - Atcd 1er degré, lésion pré-cancéreuse
    - IPP a long cours
    - HNPCC +++
    - Migrants de zone à risque (Asie et Amérique du sud)
- Gastrite à Hélicobacter pylori ou Biermer → risque de cancer
  - × Risque de sclérose combinée de moelle (carence en B12)

20 Item 308 : Dysphagie

- Signe d'alarme = EOGD indispensable !
- Pré œsophage → ORL
- Œsophage : gastroscopie + biopsie+ anapath
  - × Si pas de lésion → trouble moteur
    → manométrie → achalasie primaire, parfois secondaire (K infiltrant → échoendoscopie)
- Sclérodermie : CREST / oesophagite à éosinophiles → biopsie, traitement corticothérapie ± pH métrie

21 Item 345 : Vomissements

- Ne pas oublier de dépister et prévenir des complications +++
  - × Mécaniques : Mallory Weiss, Boerhaave
  - × Hydro-électrolytiques : déshydratation, dénutrition
- Importance du contexte car énormément de causes différentes : grossesse, cause abdo, neuro, etc... (bien choisir les examens)
- Traitement symptomatique +++ :
  → Rééquilibration HE et anti émétique (p)
- Traitement étiologique

Hépato-gastro-entérologie
Questions incontournables

Chapitre 9

1 ITEM 290 : ULCERE GASTRO-DUODENAL

A – Quelles étiologies évoquer devant un ulcère gastro duodénal ?

- **« HACEK » :**
  - **H**élycobacter pylori
  - **A**INS
  - **C**rohn
  - **E**llison (syndrome de Zollinger Ellison : gastrinome)
  - **K**c : cancer

2 ITEM 302 : DIARRHEE AIGUE

A – Quels examens complémentaires réalisez devant cette diarrhée aigue ?

- Diarrhée hydrique :
  - Si >39°C ou > 3 jours ou déshydratation : NFS, ionogramme, coproculture, EPS
  - Sinon : rien !
- Syndrome dysentérique :
  - Recto-sigmoïdoscopie + biopsie + culture + anapath et même bilan que diarrhée hydrique compliquée
- Si ATB ou hospitalisation récente :
  - Recherche de Clostridium difficile : copro avec recherche de toxine A et B
- Ne pas oublier une MICI débutante ou une TIAC (déclaration)

B – Quelles agents infectieux suspectez vous devant ce syndrome dysentérique ?

- **C le Klebs Difficile de mon Ami, Can Y Shi Sa Colle :**

- **C**MV, **Klebs**iella, C. **Difficile, Ami**biase
- **Cam**pylobacter, **Y**ersinia, **Shi**gella, **Sa**lmonella, E. **Coli**

3 ITEM 303 : DIARRHEE CHRONIQUE

A – Quelles sont les différentes étiologies que vous supectez devant cette diarrhée chronique ?

- Lésionnelles : MICI et cancer
- Hydro-électrolytiques :
  - Motrice : syndrome carcinoïde, hyperthyroïdie, CMT
  - Sécrétoire : VIPomes, colites microscopiques
- Malabsorption :
  - Maldigestion : insuffisance pancréatique
  - Malabsorption : maladie cœliaque (ne pas oublier la déminéralisation osseuse et risque de K, lymphome)

4 ITEM 320 : ICTERE

A – Quels examens complémentaires réalisez vous en 1ère intention devant un ictère à bilirubine conjuguée ?

- Echographie pour dilatation des voies biliaires
- Gravité :
  - **TP et Facteur V pour IHC**
    - TP↓ ; facteur V↓ = IHC
    - TP↓ ; facteur V normal = cholestase
  - CRP et NFS pour angiocholite

Maladies infectieuses
Flash items tombables

Chapitre 10

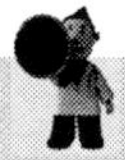

POINTS CLES DERNIERES MINUTES

- Isolement / précautions complémentaires
- Vaccination / ATBP
- Atb CI chez femme enceinte : Tes Amis Qui Saoulent Nicole
- Détection et TTT des sujets contacts
- Péril fécal / prévention du Palu
- Déclaration Obligatoire
- Serologie VIH (avec accord!), VHB, VHC, TPHA-VDRL / partenaire / préservatifs / éducation / vaccin
- Hémocultures + prélèvement et ttt de la porte d'entrée
- Cs de ctrl à 48h
- Infection ostéo-articulaire = rechercher de souffle d'EI

1 ASTUCES GENERALES

- Traquer les MDO et NPO la déclaration +++ → 10% de la note
- Le degré d'urgence est à apprécier immédiatement par :
  - × La clinique : hémodynamique, respiratoire, neurologique, purpura
  - × Selon le site de l'infection, le terrain (ID, asplénique, VIH..)
- Un traitement d'urgence ne dispense pas des prélèvements : → direct ++
- Monothérapie souvent suffisante si communautaire
- **Association d'ATB d'emblée si nosocomiale :**
  - × Renforce l'activité, augmente le spectre, synergie
  - × Lutte contre les résistances
  - × Augmenter la bactéricidie
  - × Dose de charge souvent nécessaire

- **Réévaluation à 48 – 72 h indispensable : 6 actions**
  - Arrêt d'un traitement empirique devenu inutile si pas de confirmation microbio
  - Réduire le spectre, décroissance, antibiothérapie ciblée, adaptée selon antibiogramme
  - Substituer une monothérapie à la bithérapie initiale
  - Substituer une administration orale à IV→ moins couteux et diminue la risque infectieux de la VVP
  - Adaptation de la posologie à la tolérance du malade et ses capacités d'épuration
  - Prévoir la durée du traitement selon la pathologie :
    → la plupart du temps = 7 jours

2 ITEM 77 : ANGINE A STREPTO A

- **But de l'antibiothérapie :**
  - Accélérer la disparition des spt
  - Diminuer la contagiosité, la dissémination
  - Prévenir les complications post-strepto : RAA, SNI, Sydenham, érythème noueux
  - Réduire les risques de complication / suppuration loco-régionale
- **Antibiothérapie pour :**
  - Enfants > 3 ans avec TDR +
    → amoxicilline 50 mg/kg/jour : 6 jours
  - Adultes avec Mac Isaac ≥ 2 et TDR +
    → amoxicilline 2 g/jour
    → Si allergie :
    - Cefpodoxime-proxetil
    - Allergie au β-lactamines : azythromycine 3 jours

3 ITEM 80 : ENDOCARDITE INFECTIEUSE

- **AVC fébrile = endocardite infectieuse JPDC :**
  - × Anévrysme mycotique = CI de la thrombolyse
  - × Bilan d'extension de l'EI : TDM TAP + IRM cérébrale
- Trouble de conduction sur EI = abcès septal
- **Streptocoque sensible sur valves natives (CMI < 0.1) :**
  - × Amox ± gentamicine (toujours si prothèse ou compliquée (embols septiques...)
  - × 2 semaines bithérapie ou 4 semaines monothérapie (si pas de foyer secondaire)
  - × Chirurgie dans ≈ 50% des cas : remplacement valvulaire, végétectomie, drainage d'abcès septal
- **Streptocoque de moindre sensibilité et entérocoque sur valves natives :**
  - × Amoxocilline + gentamicine :
    - 2 semaines en bithérapie et 2 semaines en monothérapie si streptocoque.
    - ≥ 4 semaines si entéroque en bithérapie
- Si prothèse valvulaires: même traitement + rifampicine
- Si allergie à la pénicilline ou β-lactamines
  → Vancomycine + gentamicine

- <u>**Prophylaxie endocardite**</u> : seulement si
  - × Haut risque d'endocardite infectieuse :
    - Prothèse valvulaire
    - Antécédents d'endocardite infectieuse
    - Cardiopathie cyanogène
  - × Et manipulation de la gencive (dont détartrage) ou péri apicale + effraction muqueuse
    → prise unique 1h avant : Amoxocilline 2 g ou clinda

4 ITEM 84 : INFECTIONS A HERPES VIRUS

- **Traitement de l'herpes** :
  - × Génital = Traitement systématique :
    - Primo infection : Valaciclovir 10 jours
    - Récurrence : Valaciclovir 5 jours
    - Prévention de la récurrence : ≥ 6/an : Valaciclovir long cours : 6 mois.
  - × Si immunodéprimé : aciclovir IV 10 jours.

- **Traitement du zona** : Avant 72h +++
  - × Ophtalmique : toujours : Aciclovir 7 jours
  - × Prévention des douleurs pos-zostériennes chez l'immunocompétent > 50 ans : Valaciclovir
  - × Forme grave et ou ID → aciclovir IV 10 jours

5 ITEM 86 : PNEUMOPATHIES

- **Pneumonies aigues communautaires** :
  - × Adulte sain, pas de SdG, pas d'immunodépression (VIH)
    - Entre 40 et 65 ans → amoxicilline
    - < 40 ans, si PFLA → amoxicilline
    - Si pneumopathie atypique non documentée → macrolides, alternative : pristinamycine
  - × Adulte avec CoM ou éthylique ou > 65 ans, pas de SdG
    - Augmentin® ou C3G (si hospitalisé)
  - × Si nécessité hospitalisation en soins intensifs : → association indispensable IV C3G + macrolide IV (spiromycine) ++ ou FQAP (ATTENTION apparition de résistance)
  - × Pneumopathie d'inhalation : Augmentin® IV

- **Légionelloses** : NPO : la **DO à l'ARS** (10% de la note) :
  - × NPO antigénurie

- × Formes non graves :
  - Ambulatoire ou hospitalisation en médecine
    → Macrolides : Azithromycine 5 jours
- × ATTENTION : formes graves :
  - Soins intensifs ou immunodépression
    → Levofloxacine : FQAP 3 semaines

6 ITEM 90 : INFECTIONS NASO-SINUSIENNES

- **Sinusites aigues de l'adulte** :
  - × Lavage des fosses nasales (équivaut à la désobstruction rhinopharyngée)
  - × Antibiothérapie si :
    - Frontale, ethmoïdale, sphénoïdale.
    - Sinusite maxillaire caractérisée, complication ou échec à 72 h de traitement symptomatique
    - Sinusite dentaire.

  → Amoxicilline 3g/jour (80 mg/kg/jour) pendant 7j
    - Si allergie pénicilline : Cefpodoxime, Proxetil
    - Si allergie aux β-lactamines : Pristinamycine 4j

- **Ethmoïdite aigue de l'enfant** → Urgence !
  - × Tuméfaction angle interne de l'œil → TDM
  - × Pneumocopque vs H. influenzae vs S. aureus

  → Hospitalisation + antibiothérapie :
    - C3G + aminoside ou C3G + fosfomycine

  → Chirurgie : drainage des cellules ethmoïdales

7 ITEM 93 : INFECTIONS URINAIRES

- **Cystites aigues non compliquées** :
  - × Si fièvre : C'est une pyélonéphrite !!
  - × Traitement monodose : Fosfomycine + Trometamol
  - × ATTENTION si pas de nitrite à la BU → S Saprophyticus

  → FQ 3 jours

× Si CoM : grossesse, diabète :
  → Après ECBU et antibiogramme
  → Cefixime 5 jours, nitrofurantoine 7 jours.

- **Pyélonéphrite aigue** : → faire ECBU + écho +++
  - × Non compliquée : mono antibiothérapie : C3G 10j ou FQ 7j. Pas d'ECBU de contrôle
  - × Compliquée : sepsis, uropathie, terrain
    → Association initiale (3 jours max) :
    - C3G + aminoside
    - FQ + aminosides
- **Prostatite aigue** :
  - × Peu sévère : FQ orale 2-3 S
  - × Sévère (ou compliquée) : C3G ou FQ + aminosides

8 ITEM 95 : MALADIES SEXUELLEMENT TRANSMISSIBLES

- **Urétrite aigue** :
  - × Gono : toujours traiter Chlamydia trachomatis !!
    - Ceftriaxone IM (si IM CI : ceftriaxone PO)
    - Azithromycine monodose (pour Chlamydia)
  - × Trichomonas vaginalis : Tinidazole
  - × Urétrite+arthrite+conjonctivite = Sd de Fiessinger Leroy Reiter

- **Syphilis** :
  - × Primaire, secondaire, latente précoce (< un an)
    - Plaques fauchées + alopécie + éruption roséoliforme
    - ATTENTION révèle d'autres IST → VIH
    - Complications de la syphilis : neurologique, occulaire
    - Pénicilline G : extencilline IM 1 dose (doxy si allergique à la pénicilline : 15j)
  - × Tertiaire ou latente tardive :
    - Pénicilline G IM : 3 injections à 1 semaine d'intervalle
  - × Neurologique → Pénicilline G IV 14 jours

- **Méningites bactériennes** :
  - × Urgence +++ : Ponction lombaire d'emblée si syndrome méningé rapidement progressif et fébrile d'emblée
  - × TDM d'emblée si syndrome méningé à début brutal et apyrexie
  - × Hospitalisation d'urgence en réanimation
  - × Antibio urgente si méningite bactérienne suspectée
  - × Corrélation entre âge et bactéries causales :
    - Neisseria meningitidis (75% des méningites entre 3 et 24 ans), Si plus tard → recherche déficit immunitaire : asplénie, complément, déficit humoral
    - Pneumocoque : le plus fréquent après 25 ans !
    - Listeria : atteinte du tronc cérébral → Rhombencéphalite (évoquer BK si migrant)

- **Conduite à tenir devant sydrome ménigé fébrile** :
  - × Evaluer la gravité +++ :
    - Purpura +++, choc, trouble de la conscience
    - Si atteinte neuro → TDM, IRM avant la PL
    - Evaluation et prise en charge d'une pathologie sous jacente → ex : prise en charge du DT de la méningite à pneumocoque de l'éthylique (fréquence +++)
  - × Hospitalisation et surveillance stricte en USI
  - × PL si stable
  - × VVP, pas de somnifère
  - × Bilan biologique :
    - NFS + P, iono, créatinine, hémostase, BHC, glycémie (pour interpréter la glycorachie)
    - 3 Hémocultures + ECBU
  - × Discuter imagerie cérébrale (obligatoire si signes neuro)
  - × Radio thoracique +++
    - Si pneumopathie + méningite → Pneumocoque !

× Analyse du LCR : méningite bactérienne si :
  - Aspect macroscopique : purulent, trouble
  - Cyto : si > 10 cellules : méningite, si > 50% de PNN = bactérienne
  - Microbiologique : ≥ 1 tube : Gram et culture ± Ag solubles ± PCR bactério
  - Biochimique :
    - protéinorachie : si > 0.5 g/l
    - Glycorachie : < 0.5 de la glycémie (NPO de la faire)

  → liquide trouble ou clair + purpura,
  ou clair avec > 10 cellules et >50% PNN
  → antibiothérapie urgente avant résultat du direct, mais après corticothérapie !! car bactérienne certaine !!

- **Purpura fulminans** : 30% de mortalité : (CG-)
  × Ceftriaxone en pré-hospitalisation :1 g (adulte) parentéral, 50 mg/kg (enfant)

- **Prophylaxie anti ménincocoque** :
  × MDO : prévention des cas secondaires (idem BK méningée et listériose)
  × Si contact rapproché < 1m ; prolongé > 1 h
  × Virose facilite la transmission et l'invasion
  → Rifampicine 2 j : ATTENTION sécrétions oranges
  → prévenir des effets secondaires
  × Si contre indication : ciprofloxacine 1 dose

- **Vaccins anti-méningocoque** : sérotypes :
  × A + C si endémie et pour entourage d'un cas +++
  × A,C,Y, W135 : voyage à la Mecque, entourage d'un cas
  × C : tous les enfants

- **Traitement** :
  × Bonne diffusion dans le LCR !! bactéricide
  × En première intention selon le direct :
    - BG+ = listéria → Amoxicilline + Gentamicine , 3 S

- CG- : méningocoque → C3G, 7 jours
- CG+ : pneumocoque → C3G 10 jours, chez l'enfant C3G + vancomycine
- Si direct négatif : selon orientation clinique
- Si SdG et pas d'orientation : → C3G + amoxicilline pour tout couvrir
- Pneumocoque = C3G à très forte dose.

× Ne pas oublier la **corticothérapie** : avant la première injection d'antibiotique (diminue les séquelles et la mortalité (pneumocoques +++ et méningocoques)

- **Méningites et méningo-encéphalites à liquide clair** :
  × Chez un VIH :
    - Cryptocoque +++ se CD4 < 100
    - HSV, VZV, CMV si CD4<50
    - Syphilis
    - Tuberculose

  × Formule panachée : 50% PNN, 50 % lympho
    - Listeria +++
    - Méningite bactérienne débutante, décapitée
    - Réaction à foyer juxta méningé

  × Formule lymphocytaire hypoglycorachique :
    - Listeria +++
    - Tuberculose +++

  × Formule lymphocytaire normoglycorachique :
    - Virale :
      - VIH +++ (y penser !)
      - HSV
    - Listeria, syphilis, intra-cellulaire.

- **Traitement des méningo-encéphalites** :
  × Si convulsions : traitement anti-épileptique
  × Atteinte encéphalitique : traitement urgent
  × Méningites virale bénignes : antalgiques, antipyrétique
  × Méningo-encéphalite herpétique/zoztérienne :

→ aciclovir IV en Réa
- × Listéria : ampicilline et gentamicine au moindre doute en association à aciclovir
- × Si tuberculose : ajouter corticothérapte +++ : ↓ la mortalité
- × Syndrome inflammatoire de restauration immunitaire :
  - Traitement VIH sur tuberculose et cryptococcose !
  - Pour les autres méningites du VIH → intro ARV en même temps que traitement spécialisé

10 ITEM 98 : OTITE MOYENNE AIGUE

- Otoscopie : tympan bombé, perte des reliefs ossiculaires et du triangle lumineux
- Pas tous les sérotypes par vaccin : prévenar 13 à 2-4-12 mois
- **S. pneumoniae**
  - × Age : < 18 mois, otalgie importante
  - × Fièvre > 38°5, pas de vaccin ++
- **PSDP** : 50 % des cas :
  - × Collectivité, prise récente de pénicilline A
  - × Antécédent d'otite moyenne aigue
- H influenzae : en baisse car vaccin.

- Traitement des otites moyennes aigues :
  - × Systématique si < 2 ans : 80 mg/kg/jour pendant 8 jours
  - × Si > 2 ans et adulte :
    - Si fièvre élevée → 5 jours
    - Otalgie intense
    - Ré évaluation à 48-72 h
  - × Si allergique :
    - A la Pénicilline : cefpodoxime-Proxetil
    - Aux Beta lactamine : érythromycine-sulfafurazole
- Otite moyenne aigue chez l'adulte
  → rechercher déficit immunitaire

- **Paracentèse** (avec bactériologie +++) si :

- Enfant < 3 mois
- Récidive, échec, symptomes persistants
- Hyperalgique
- Mastoïdite

- Echec thérapeutique :
  - Aggravation ou persistance des signes (locaux/généraux) malgré plus de 48 h d'antibiothérapie
  - Réapparition dans les 4 jours après la fin du traitement

11 ITEM 143 : NEUTROPENIE FEBRILE

- PNN< 500/mm³ + fièvre = Urgence !!
- Examen clinique, constantes, recherche de signes de gravité, et bilan étiologique :
  - Hémocultures périphérique et centrales, ECBU, coprocultures, radiographie thoracique

- ATB probabiliste : piperacilline-tazobactam + amniosides
- réévaluation à 48h ± modification si échec (ATB anti pyo indispensable)
- Ajouter vancomycine si suspicion d'infection de KT ou sepsis sévère

12 ITEM 302 : DIARRHEE AIGUE BACTERIENNE

- **Syndrome dysentérique :**
  - Typhoïde (Asie +++) : NPO la déclaration obligatoire
    - Dissociation pouls température
    - Troubles dig : constipation ou diarrhée (jus de melon)
    - Neuro : tuphos ; cutanée : taches rosées lenticulaires → C3G IV ou azythromycine
    - Si pas Asie → FQ ou C3G : 5 jours
  - Salmonelle non typhi : FQ / C3G / azythromycine
  - Shigella : FQ/C3G/azythromycine
  - Campylobacter : azythromycine

- Yersinia : FQ
- C difficile +++ : métronidazole10j, Vancomycine PO sinon
- Vibrio cholerae : FQ 3j

Maladies infectieuses
Questions incontournables

Chapitre 10

1 Item 82 : Infection grippale

A – Quand et comment traiter une grippe ?

- Quand : Patients > 65 ans, < 48h du début des symptomes
- Comment :
  - × Trithérapie à vie ! → importance de l'observance +++
  - × 2 INTI + inhibiteur de la protéase boosté par du ritonavir
  - × Surveillance et tolérance +++ (Attention sd métabolique),

2 Item 85 : Infection par le VIH

A – Quand et comment traiter une infection par le VIH ?

- Quand :
  - × Patients symptomatiques
  - × Asymptomatiques avec ≤ 500 CD/mm³ (sans délai si < 200)
- Comment :
  - × Trithérapie à vie ! → importance de l'observance +++
  - × 2 INTI + inhibiteur de la protéase boosté par du ritonavir
  - × Surveillance et tolérance +++ (Attention sd métabolique), lipodystrophies

B – Quels sont les ATB efficaces contre P. aeruginosa ?

- C3G : ceftazidime
- Uréïdo pénicilline + carbapénème : pipéracilline + tazobactam
- Aminoside : amikacine
- Macrolides : azythromycine
- Fluoroquinolone : ciprofloxacine

3 ITEM 99 : PALUDISME

A – Comment prévenir et traiter l'infection à Plasmodium falciparum ?

- Prophylaxie : Atovaquone + Proguanil et mesures anti-vectorielles +++
- Curatif : Atovaquone + Proguanil, PO 3 jours
- Quinine IV si signe de gravité, dans du sérum glucosé

B – Quelle est votre prise en charge devant les torsades de pointe quinino-induites ?

- Urgence +++
- Arrêt de la quinine
- Sulfate de Magnésium
- Isoprénaline
- ± sonde d'entrainement électro-sylstolique

4 ITEM 101 : MALADIE DE LYME

A – CaT devant une maladie de Lyme ?

- ± Maladie professionnelle
- Erythème chronique migrant : Amoxicilline 14 jours (diagnostic clinique)
- Phase II :
  - × PF isolée / arthrite : Amoxicilline 21 jours
  - × PF + méningoradiculite / atteinte cardiaque (péricardite, BAV : NPO ECG) :
  - → C3G 21 jours !!

5 ITEM 106 : TUBERCULOSE

A – Quelle est votre prise en charge devant une cytolyse sous antituberculeux ?

- Pas de modification du traitement si transaminases < 3N

- Si cytolyse > 5N :
  - × Arrêt du PZA et INH et réintroduction INH à plus faible posologie quand le BHC s'est normalisé
  - × CI définitive du PZA

B – Quelle est votre prise en charge devant une patiente enceinte souffrant de tuberculose ?

- Quadrithérapie 2 mois puis bithérapie ≥ 4 mois
- Supplémentation en B6
- Administration de vitamine K en fin de grossesse et à l'enfant (cf rifampicine)
- Ok allaitement si non bacillifère.
- PZA n'a aucun effet toxique materno-fœtal rapporté

C – Dans quels cas introduisez vous une corticothérapie en même temps que le traitement anti-tuberculeux ?

- Miliaire hypoxémiante
- Péricardite tuberculeuse
- Atteinte neurologique
- A part : HSHC si insuffisance surrénale (calcifications)

6 ITEM 202 : ACCIDENT D'EXPOSITION AU SANG

A – Quelle est votre prise en charge devant un accident d'exposition au sang ?

- Accident du travail
- Arrêt de l'activité en cours
- Ne pas faire saigner
- Lavage +++ (Dakin®, si occulaire : laver (mn au serum phy)
- Début d'une trithérapie dans les 4h après l'AES
  → Minimum 48h puis cs avec médecin référent VIH, et si indiquée : 28 j
- Consultation avec le médecin référent au plus vite
- Prélèvement du patient source (s'il accepte)
- Sérologies : VIH 1 et 2, VHB, VHC

Module 6 - Douleur
Flash items tombables

Chapitre 11

POINTS CLES DERNIERES MINUTES

- Ne jamais oublier d'évaluer et prendre en charge la douleur
- Eval douleur : MISTIDRACS
- Règles de pres de morphine / NPO laxatifs / Naloxone si surdosage
- AINS = IPP si risq dig
- Pas d'automédication

1 ITEM 65 : EVALUATION DE LA DOULEUR

- **Interrogatoire : MISTIDRACS**
  - × **M**ode d'apparition
  - × **I**ntensité : EVA, échelle numérique..
  - × **S**iège de la douleur / topographie
  - × **T**ype : neurogène, nociceptive
  - × **I**rradiation
  - × **D**urée : aigue / chronique / fulgurante..
  - × **R**etentissement : sommeil, anxiété, dépression…
  - × **A**ggravant : facteurs aggravants
  - × **C**almants : facteurs calmants, position, traitements
  - × **S**chéma daté de la localisation

- **Modalités de prescription des antalgiques de palier 3**
  - × Sur ordonnance sécurisée
  - × Identité du patient : nom, prénom
  - × Identification du médecin : numéro adély
  - × Nom du traitement, posologies en toutes lettres
  - × Durée du traitement en toutes lettres (28j max par ordo)
  - × Signature et cachet du médecin

- × Association systématique d'une forme LP et d'une LI
  - avec un laxatif ± un anti-émétique

Module 6 - Douleur
Questions incontournables

Chapitre 11

1 ITEM 66 : TRAITEMENT DE LA DOULEUR

A – CAT chez un patient sous morphine + laxatifs osmotiques, en l'absence de selles depuis 2 jours?

- **En 1ere intention**
  - TR si doute pour un fécalome
  - 2e laxatif associé : laxatif stimulant
- **En 2e intention**
  - Antagoniste périphérique des opïodes (Méthyl-naltrexone) en sous cutané

B – Dans quelles circonstances l'oxycodone est plus indiquée que la morphine lors de douleurs majeures ?

- Patient insuffisant rénal chronique
- Douleur à composante neurogène

C – Comment relayez vous la morphine IV de votre patient en sortie d'hospitalisation ?

- **Passage per os en multipliant par un facteur 3 :**
  - Exemple : 20 mg/j IV = 60 mg/j PO

D – Comment relayez vous la morphine SC de votre patient en sortie d'hospitalisation ?

- **Passage per os en multipliant par un facteur 2 :**
  - Exemple : 30 mg/j SC = 60 mg/j PO

E – quels sont les signes de surdosage en morphine ?

- Somnolence / myoclonie / bradypnée
- (myosis, constipation, prurit et halucination ne témoignent pas d'un surdosage)

Néphrologie
Flash items tombables

Chapitre 12

POINTS CLES DERNIERES MINUTES

- Si IRA : écho pour éliminer obstacle
- Hypercalcémie = REABCDE
- Attention aux diurétique hyperkaliémient et IEC
- kaliémie + ECG
- Bilan rénal : Urée, creat, ECBU, sédiment urinaire, ProtU 24h, EPU, EPP, iono sang et urine.
- Bilan pré PBR
- Néphroprotection : Stop néphrotox / poso / PeC FDRCV / LDL < 1 / TA < 130/90 / Pu < 0,5 / régime
- Préparation au traitement de suppléance

1 GENERALITES

- Calcul du trou anionique :
  - × Plasmatique : Na – (Cl + HCO3-)
  - × Urinaire : Na + K - Cl

2 ITEM 134 : NEPHROPATHIE VASCULAIRE

- **Néphroangiosclérose :**
  - × HTA sévère, ancienne avec HVG
  - × Noir
    - → Sédiment urinaire pauvre :
      - P u faible
      - Pas d'hématurie
      - Petits reins symétriques harmonieux
  - × Pas de biopsie !

- **SHU : microangiopathie thrombolithique** :
  - × Thrombopénie de consommation
  - × Anémie hémolytique mécanique intra vasculaire (schizocytes)
  - × Souffrance rénale : HTA + IRA ± Pu et Hématurie
  - × Peut être causée par les anti VEGF !
  - × Traitement :
    - Traitement étiologique
    - Echanges plasmatiques
    - Anticorps anticomplément : eculizumab

3 ITEM 181 : IATROGENIE

- AINS → néphropathie interstitielle immuno allergique
- **IEC/sartans :**
  - × éliminer sténose artérielle rénale bilatérale à l'écho-D
  - × prescription initiale :
    - Vérifier l'absence de déshydratation
    - Ne pas débuter les diurétiques en même temps
    - Faibles doses initiales +++
  - × Risque d'IRA précoce : à J15 faire kaliémie + créat +++
  - × Risque d'IRA tardive : informer le patient des situations à risque :
    - Déshydratation aigue, perte de poids, vertiges orthostatiques → arrêt du traitement et consultation
    - Pas d'AINS !
    - Arrêt avant anesthésie !

- **Troubles ioniques sous IEC** :
  - × IRC + blocages du SRAA + diarrhée liquidienne
    - DEC ± choc hypovolémique
    - IRA sur IRC avec :
      - ▪ Acidose métabolique, Hyperkaliémie
  - × → Hospitalisation en urgence
  - × Arrêt IEC/ARA II et autres hypotenseur

- × VVP
- × Remplissage vasculaire par NaCl + bicarbonate hyperK

- **Produits de contraste iodés** :
  - × Facteur de risque d'insuffisance rénale à l'iode (NTA)
    - Invariables :
      - IRC (DFG<45), Insuffisance cardiaque
      - Diabète, Myelome
    - Modifiables :
      - Déshydratation
      - Grande quantité d'iode, examens rapprochés
  - × Conduite à tenir :
    - Eviter l'iode : écho, IRM
    - Pas d'examens rapprochés iodés
    - La veille de l'examen :
      - Arrêt des diurétiques et AINS
      - Corriger la déshydratation, l'acidose
    - Hôpital de jour
      - Perfusion +++ de bicarbonate > 1L
      - N-acetylcystéine
    - Pendant l'examen :
      - PdC non ionique
      - La plus faible quantité possible

- **Gadolinium** :
  - × Fibrose systémique néphrogénique
    - Si IRC avec DFG < 30 ou dialysé
      → pas de CI à l'IRM mais gado spécifique

- **Lithium** :
  - × Diabète insipide néphrogénique :
    - Trouble de la concentration de l'urine ± polyurie
    - Ecarter trois DD :
      - Polyurie osmotique du diabète sucré
      - Potomanie
      - Tubulopathie par hypercalcémie

× IRC par néphropathie tubulo-interstitielle chronique
- Facteur de risque :
  - Traitement par lithium ancien
  - Syndrome polyuro-polydipsique
  - Lithiémie élevée ± surdosage.
- Déclin lent de la fonction rénale.

→ Conduite à tenir :
- Soit arrêter le lithium et relai par autre thymorégulateur
- Soit poursuivre avec objectif de lithiémie inférieure et garantir accès à l'eau en toute circonstance +++ car DIC (hyperNa) très rapide !!

- **Accidents médicamenteux immuno allergiques** :

× Première cause de néphropathie interstitielle aigue
- IRA + syndrome de néphropathie interstitielle aigue.
  - Augmentation rapide de la créat
  - Diurèse conservée
  - Proteinurie < 1g/j
  - Leucocyturie !! ± cylindres leucocytaires
  - ± Eosinophilurie
  - Echo rénale : pas d'obstruction
- Signes extra-rénaux :
  - Fièvre, rash art, urticaire, arthralgie
  - Eosinophilie, eosinophilurie
  - Augmentation des transaminases
- Imputabilité intrinsèque/extrisèque
- Confirmation du diagnostic :
  - PBR +++ ou amélioration à l'arrêt du traitement
- Traitement :
  - Arrêt du médicament responsable
  - Corticothérapie en cure courte
  - Séquelles dans 50% des cas

× ATTENTION +++ au DRESS sous Allopurinol

- Diabète = 1ère cause d'insuffisance rénale chronique
- **Diagnostic présomptif : pas de PBR si :**
  - Evolution du DT2 > 5 ans
  - + rétinopathie diabétique
  - Eléments négatifs :
    - Pas d'hématurie
    - Pas de syndrome néphrotique explosif
    - Pas d'insuff rénale rapidement progressive
    - Pas de maladie générale autre que le diabète

- **Prise en charge :**
  - × Equilibre glycémique :
    - HbA_1C
      - < 7% si facteur de risque CV +++ et espérance de vie élevée
      - < 8 % pour tout le monde sinon
    - → biguanides : arrêt seulement si DFG < 30, dose réduite si DFG 30-60 → donc pas CI chez l'IRC
  - × Equilibre tensionnel : < 130/80, individualisée +++
    - NPO moyens non pharmacologiques :
      - Réduction pondérale
      - Exercice physique
      - Peu d'alcool
      - Régime hyposodé +++ < 6g/jour
  - × Néphroprotection :
    - IEC / Sartan
    - Inhibiteurs calciques +++ si HTA
    - Diurétiques (si IRC : diurétiques de l'anse)
    - Pas de bénéfice du double blocage du SRAA
  - × LDLC < 1g/l
  - × Aspirine et arrêt du tabac

- L'insuffisance rénale chronique est un facteur de risque CV indépendant majeur !! → APD ≤ 60 mL/mn
  - × Plus le DFG est bas, plus le RCV est élevé
  - × Plus la Protéinurie est élevée, plus le RCV est élevé

- **Objectif** : ralentir la progression de l'IRC :
  - × Traitement étiologique
  - × Néphroprotection :
    - PA < 130/80 +++ en MAPA
    - Pu < 0.5 g/24h
      → IEC +++ avec Régime hyposodé indispensable !

- **<u>Anémie de L'IRC</u> :**
  = anémie monochrome, normocytaire, arégénérative
  - × éliminer les causes associées d'anémie :
    - carence martiale
    - inflammations, hémopathies
    - hypothyroïdie
    - carence vitamine B9, B12
  - × Supplémentation martiale systématique
    - PO ou IV, objectif : CST>30% et ferritine >100 %
  - × Agent stimulant l'érythropoïèse : EPO
    - Si Hb < 10g/dl après 6 S de supplément martial
    - Objectif : 10-11.5 g /dl d'Hb

- **<u>Options dans l'insuffisance rénale terminale</u> :**
  - × Dialyse : Hémodialyse vs Péritonéale
  - × Transplantation ++ (préemptive parfois)
    - Donneur vivant apparenté vs Donneur décédé
  - × Aucune CI de l'hémodialyse
  - × CI de la dialyse péritonéale :
    - Péritoine inutilisable : Chirurgie, péritonite, carcinose
    - Dénutrition, hypoalbumine, syndrome néphrotique

- <u>**Néphropathie chronique et grossesse :**</u>
  - × CI de grossesse si
    - DFG < 40 ml/mn
    - Pu > 1g/24 h
    - HTA non contrôlée
  - × Arrêt des IEC et ARA 2 avant la grossesse !
  - × HBPM si syndrome néphrotique avec < 20g/l l'albumine
  - × Le risque de déclin du DFG, d'HTA sévère est d'autant plus grand que l'IRC est sévère
  - × La protéinurie est multipliée par 2 durant la grossesse

6 ITEM 259 : MALADIE LITHIASIQUE

- Colique néphrétique à répétition, bilatérale, sujet jeune
- Biologie aux urgences : NFS, iono urinaire, créatinine, calcémie
- Malformation urinaire la plus fréquente : Cacci Ricchi → Calcifications rénales +++
- Analyse des urines : 50% de calciurie !
- **Traitement** :
  - × Régime : hyposodé, limité en protides, normocalcique
  - × Alca et hyperdiurèse +++ : boissons abondantes et thiazidiques en 2e intention car hypocalciurants

7 ITEM 264 : GNRP

- Néphropathie glomérulaire + insuffisance rénale rapidement progressive :
  - × Pu < 3g/jour
  - × Hématurie microscopique parfois macroscopique
  - × Créatinine x2 en moins de 3 mois

- **Signes extra-rénaux** +++ : vascularite
  - × AEG , fièvre
  - × Peau : purpura, livedo, nouures
  - × Arthralgies, myalgies

- Neurologiques : multinévrites
- Poumons : HIA +++, asthme, toux
- ORL : otite, sinusite
- Digestifs : douleurs abdominales

- Microscopie optique : nécrose capillaire et croissants

- **IF avec Anticorps spécifiques :**
  - Type 1 : dépôts linéaires d'IgG sur la MBG
    → Goodpasture ± atteinte pulmonaire (pneumorénal)
  - Type 2 : dépôts granuleux :
    - Endocardite
    - VHC + cryo
    - Purpura rhumatoïde
  - Type 3 :
    - Pas de dépôt : Vascularites pauci immune à ANCA :
      - Pas de granulome, pas d'asthme
        → polyangéite microscopique, p-ANCA
      - Granulomes, pas d'asthme, ORL +++
        → Granulomatose de wegener
      - Granulomes + asthme sévère + hyperéosinophilie = Churg et Strauss.

- <u>Traitement</u> :
  - Echanges plasmatiques si créat > 500
  - Corticothérapie
  - Cyclophosphamide ou Rituximab
- **Le pronostic vital des GNRP est engagé par l'HIA :**
  - Si aigue :
    - Hemoptysie
    - Syndrome alvéolaire à la radiographie thoracique
    - Anémie aigue
  - Si chronique :
    - Anémie microscopique par carence martiale
    - TDM thoracique : comblement alvéolaire
    - LBA : sang

8 ITEM 277 : POLYKYSTOSE RENALE

- Maladie autosomique dominante
- Association fréquente avec kystes hépatiques
- Association fréquente avec des anévrysmes intra craniens
- Histoire familiale + écho ++
- PKD1, PKD2

- **Dépistage APD 18 ans : critères de Pei :**
  - < 40 ans : ≥ 3 kystes uni ou bilatéraux
  - Impossibilité d'exclure la maladie avant 40 ans à l'écho
  - > 40 ans ≥ 2 kystes par rein
  - IRM : pas de kyste à 20 ans exclut PKD1 mais pas PKD2

9 ITEM 328 : SYNDROME NEPHROTIQUE

- **Syndrome glomérulaire** : Pu ± hématurie ± IRC ± HTA + œdèmes :
  - Syndrome néphrotique :
    - Albu < 30g/l + Protéinémie < 60g/l + Pu > 3g/24 h
  - Impur si :
    - HTA et/ou hématurie et/ou insuff rénale organique

- **Chez l'adulte PBR systématique sauf :**
  - Amylose : BGSA
  - Diabète avec rétinopapthie
  - Cause médicamenteuse évidente
  - Héréditaire

- **Conditions pour la PBR** :
  - Patient :
    - Hospitalisé, informé, consentement
    - Calme et coopérant ; prémédication : BZD
    - Pouvant supporter un décubitus ventral prolongé !!
    - Pas obèse !

- Pas de risque hémorragique :
    - Coag (TP, TCA) et hémostase primaire (plaquettes et temps de saignement) normales +++
    - Ni AINS, ni aspirine au cours des 10 derniers jours
    - Pas d'HTA !
    - Avoir : groupe ABO, Rh, RAI
    - Pas de PAN car risque lié aux anévrysmes
- Pôle inférieur du rein gauche +++ sous contrôle échographique → pas d'atrophie rénale, hydronéphrose, kystes, tumeurs
- ECBU stérile +++

- **Diagnostic** : SNI (LGM +++), GEM, diabétique, amylose, IgA (Berger)
  - GEM +++ :
    - Affection causale : GEM can le bébé met sy draps :
      - **Can**cers +++
      - Le : **L**upus
      - Bébé : VH**B**
      - **Mé**dicaments, **Sy**philis, **Dr**épanocytose
      - Si primitive : anticorps antiphospholipase A2
    - Complications :
      - Thrombose de la veine rénale +++
      - Embolie pulmonaire +++ révélant la thrombose rénale
        → anticoagulant si albumine < 20g/l
    - Traitement : symptomatique : **RADIS**
      - **R**HD : régime hyposodé
      - **A**nticoagulation si albu < 20g/L
      - **D**iurétiques
      - **I**EC
      - **S**tatines

- **Amylose** :
  - × AL :
    - Chaines légères
    - AEG
    - Syndrome néphrétique sans hématurie
    - HMG et cholestase anictérique
    - Dysautonomie +++ avec hypoTA et orthostatisme
    - Multinévrite, Macroglossie
    - Pas d'élément pour amylase AA

  → PBR en dernière intention ! → BGSA +++

  → Rechercher :
    - Chaines légères/lourdes, monoclonales : immunofixation
    - Myélogramme pour rechercher myélome associé
    - Echographie cardiaque pour cardiopathie amyloïde avec BNP + IRM cardiaque

Néphrologie
Questions incontournables

Chapitre 12

1 ITEM 127 : TRANSPLANTATION

A – Quels sont les donneurs vivants potentiels chez ce patient ? Quelle précédure doit-on suivre ?

- Père, mère, fratrie, conjoint, lien affectif ou vie commune > 2ans
- Donneur informé par comité d'experts, possibilité de dons croisés
- Audition devant le président du TGI pour consentement libre et éclairé
- Suivi annuel du donneur

B – Quel traitement mettez vous en place en post greffe ?

- **Immunosuppresseurs :**
  - Inhibiteurs de la calcineurine
  - Corticoïdes
  - Antimétaboliques
- **Anti-infectieux :**
  - Valaciclovir
  - Bactrim

C – Quelles sont les contre indications au prélèvement d'organe ?

- Obstacle médico-légal
- Accident du travail / maladie professionnelle
- Refus du patient : registre des refus, parents
- Médicales : infection, cancer

D – Quels sont les grands principes du don d'organe ?

- Consentement présumé
- Anonyme et gratuit
- Intégrité corporelle et sécurité sanitaire

2 ITEM 277 : POLYKYSTOSE RENALE

A – Quelles étiologies évoquer devant une douleur lombaire ?

- Lithiase urinaire, pyélonéphrite
- Infection de kyste, rupture de kyste

3 ITEM 328 : SYNDROME NEPHROTIQUE

A – Quel traitement mettez vous en place devant un syndrome néphrotique idiopathique ?

- **Traitement symptomatique : RADIS**
  - × **R**HD : régime hyposodé
  - × **A**rrêt des néphrotoxiques
  - × **D**iurétiques
  - × **I**EC
  - × **S**urveillance

B – Chez l'adulte, dans quels cas peut-on sursoire à la PBR ?

- Amylose : BGSA +++
- Néphropathie diabétique
- Étiologie médicamenteuse évidente
- Néphropathie héréditaire

4 ITEM 319 : HYPERCALCEMIE

A – Quel traitement mettez vous en place devant une hypercalcémie > 3 g/L ?

- **REABCDE :**
  - × **RE**mplissage vasculaire
  - × **A**rrêt des hypercalcémiants
  - × **B**isphosphonates
  - × **C**alcitonine (discuté)
  - × **D**iurétiques (après le début du remplissage vasculaire)
  - × **E**puration extra-rénale en dernier recours

Neurologie
Flash items tombables

Chapitre 13

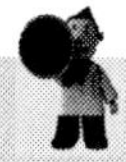

POINTS CLES DERNIERES MINUTES

- NEURO = DEXTRO (TOUJOURS)
- Heure de début des symptômes
- ACSOS / déglutition = SNG
- Sd alterne = vertébro basilaire
- Trouble de la déglutition et de la respiration
- Commission médicale du permis
- PFP = protection oculaire / kiné / arrêt de travail

1 ITEM 63 : DEMENCE

- **Syndrome démentiel :**
  × Altération de la mémoire + une autre fonction intellectuelle
  × Retentissement sur la vie quotidienne
  × En l'absence de dépression / de confusion
  → interroger l'entourage +++
  → anti dépresseurs au moindre doute +++
  × Distinguer confusion et démence
    - Vigilance (altérée vs préservée)
    - Mode d'installation (rapide vs lent)
    - Evolution dans la journée (fluctuation vs stabilité)
    - Hallucinations et troubles du discours (fréquents vs rares au début)
- **MCI** (mild cognitive impairment) : à la mode :
  × Altération progressive d'une seule fonction intellectuelle (mémoire)
  × Lié à l'âge +++
  × FdR de démence

- **Bilan de base d'un syndrome démentiel :**
  - × IRM ++
    - Eliminer cause curable
    - Recherche atrophie hippocampique → Alzheimer
  - × NFS + ionogramme, créatininémie, calcémie, VS
  - × BHC
  - × **TSH** +++, B12, folates

- **Démences non dégénératives** :
  - × Infectieuses :
    - LEMP : Grandes plages d'hypersignal FLAIR de la substance blanche
    - Creutzfeld Jacob : hyper signal cortical en diffusion
  - × Toxiques : alcool
  - × Carences +++ / Métabolique : dysthyroïdie
  - × Hydrocéphalie à pression normale
  - × Vasculaire +++ → installation par à coups, signes focaux à l'examen clinique

- **Démences dégénératives** :
  - × **Alzheimer**
    - Mémoire + fonction symbolique (aphasie, apraxie, agnosie)
    - Nouveauté : biomarqueurs dans le LCR+++
      → Protéïne Tau et β-amyloïde
  - × Démence fronto-temporale
    - < 65 ans
    - Sémiologie :
      - Troubles de l'attention, apathie → pseudo dépression
      - Troubles du comportement social
      - Syndrome dysexécutif (frontal)
      - Fonctions symboliques préservées
  - × Démence à corps de Lewy
    - Variabilité +++ au cours de la journée

- Hallucinations visuelles
- Syndrome parkinsonien (au 2e plan)

× Démence parkinsonienne (après des années d'évolution)

- **Prise en charge de la maladie d'Alzheimer :**
  - × Traitement médicamenteux :
    - Anticholinestérasiques centraux (pas si MMS <10)
    - Mémantine : inhibiteurs des récepteurs de la NMDA
    - *ATTENTION* aux psychotropes
  - × Prise en charge globale +++
    - Aide médico psycho sociale (assistante sociale)
    - Arrêt des activités dangereuses (conduite, commissions)
    - Aides aux activités domestiques, adaptation du domicile
    - Auxiliaire de vie, IDE
    - APA, 100% ALD
    - Structure d'accueil : HDI spécialisé
    - Protection juridique (tutelle)
    - Institutionnalisation
  - × Orthophonie, atelier mémoire, stimulation cognitive, kiné
  - × Corriger les déficits sensoriels +++

2 ITEM 122 : SYNDROME DE GUILLAIN-BARRE

- Risque de séquelles
- DD : compression médullaire
- **4 grands risques : +++**
  - × Respiratoire
  - × Déglutition
  - × Thrombo-embolitique
  - × Dysautonomie

    → Surveillance à proximité d'une Réa
- Rôle étiologique de campylobacter jejuni → interroger si diarrhée

- **Traitement :**
  - × Spt : kiné / antalgique / HBPM
  - × Spé : Ig polyvalentes IV / plasmaphérèse

3 Item 125 : Sclerose en plaques

- **Diagnostic :**
  - × Sémiologie variable : NORB, OIN, médullaire
  - × Prouver dissémination temporo-spaciale +++
    - Clinique
    - IRM +++ contraste (oui/non), évolution dans le temps
    - PEV si forme médullaire
    - PL parfois → synthèse intrathécale d'Ig
  - × Formes : Récurrente-rémittante Vs secondairement progressive Vs progressive primitive

- **Traitement :**
  - × Poussée : bolus / flash de corticoïde IV après BpT
  - × Fond :
    - Prescription spécialisée
    - Si poussées
    - Deux étapes :
      - Immunomodulateurs : IFN Beta SC
        → NPO la prévention du Sd pseudo grippal
      - Immunosuppresseurs : Natalizumab
        → perfusions mensuelles, risque LEMP
  - × Surveillance traitement de fond :
    - NFS, transaminases
    - TSH, psy
    - Syndrome pseudo grippal

4 Item 133 : Accidents vasculaires cerebraux

- Un AVC fébrile est une endocardite infectieuse JPDC
- **AIT** : < 24h (< 1h souvent) et **PAS** de lésion à l'imagerie ++

- × DD
  - Migraine avec aura → phénomènes positifs, « marche » migraineuse (progressif)
  - Crises épileptiques
  - Vertiges périphériques
  - Hypoglycemie +++ : DEXTRO

- **Infarctus cérébral** :
  - × Topographies les plus fréquentes :
    - Sylvien superficiel (brachio-facial)
    - Sylvien profond (proportionnel)
    - Sous tentoriel (fossette latérale du bulbe) → Wallenberg
  - × Phase aigue
    - Importance de l'USINV et de l'IRM en 1ère intention
      - Hospitalisation en urgence en USINV
      - IRM cérébrale et à défaut scanner cérébral sans injection
    - Thrombolyse IV
      - Attention horaires +++ (pas l'AVC du lever)
      - Possible jusqu'à 4h30 après les 1ers symptômes ± jusqu'à 6 h en endovasculaire
      - CI si coma, risques hémorragiques
    - Hors délais fibrinolyse : Quel antithrombotique ?
      - Aspirine 250 mg++
      - PAS d'antigoagulant à dose efficace, même si ACFA ! Sauf :
        - Valves mécaniques
        - Accidents à répétition (menace)
      - Dissection carotidienne
      - Anticoagulation préventive (HBPM) systématique car alitement.
    - Si thrombolyse → décalage de l'antiagrégant de 24 h
  - × Mesures : générales d'urgence
    - PA : respecter poussée jusqu'à 220/120

- Danger des troubles de la déglutition +++
  → Evaluer et à jeun
- Kiné et orthophonie le plus précoce possible
- Pas de lever sans écho doppler

× Bilan étiologique :
- Indispensable :
  - ECG et ETT++
  - Biologie de base
  - Echo doppler des TSA et transcranien
- Si possible :
  - Scope 24h
  - Angio RM / Angio TDM cranio cervical
  - ETO
  - Holter ECG
- Jamais d'angiographie.

× Imagerie : Pas d'injection pour le diagnostic d'urgence
- 4 séquences en IRM
  - Diffusion + ADC : AIC récent
  - FLAIR : AVC anciens, substance blanche
  - T2* : hémorragie récente
  - ARM (TOF) : occlusion vasculaire

× Ne pas confondre cause et facteur de risque.
- Facteur de risque principal d'AVC : HTA
- Cause d'AIC :
  - Dissection carotidienne chez le jeune :
    - Cervicalgies
    - CBH douloureux
  - Athérosclérose
  - Cardiopathie emboligène (AC/FA ↑↑ avec l'âge++)
  - Infarctus lacunaire (microangiopathie sur HTA, diabète)

- **<u>Thrombophlébite cérébrale :</u>**
  - × Céphalées permanentes ± déficit/crises ± à bascule, œdème papillaire
  - × Contexte ++
    - 3e trimestre de grossesse et post-partum ++
    - Infections / traumatismes locaux, maladies générales
  - × IRM +++ → infarctus hémorragique + occlusion sinus veineux ; angio RM veineux
  - × Anticoagulant à dose curative en urgence même si hémorragie +++
- AIC/AIT = Prévention secondaire cardiovasculaire
- Chirurgie carotidienne si sténose > 60% → en urgence si AIT ou peu de séquelles

5 ITEM 146 : TUMEURS INTRA-CRANIENNES

- **Clinique** :
  - × Signes neurologiques focaux (déficit / crise)
  - × HTIC
- **Imagerie cérébrale** :
  - × IRM +++
  - × Intérêt des séquences de perfusion et spectro-IRM
- **Classification :**
  - × Métastases +++ (les plus fréquentes) → multiples, corticales
  - × Primitives :
    - cérébrales :
      - ▪ Astrocytome jusqu'au glioblastome
      - ▪ Oligodendrogliome (calcif)
      - ▪ Lymphome
      - ▪ Adénome hypophysaire
    - Extra-cérébrales :
      - ▪ Méningiome +++
        → rattaché la méninge par un angle obtus

- Schwanome

- Les métastases révèlent un cancer dans 20% des cas
  - Cocarde, prise de contraste annulaire, plurifocal
  - Recherche primitif : poumons, seins, reins, digestif, mélanome, thyroïde

- **Prise en charge :**
  - Corticothérapie selon HTIC ± osmothérapie
  - Anti épileptiques seulement si crise et période péri-opératoire
  - Chirurgie : exérèse si possible sauf lymphome
  - Radiothérapie la plus focale possible → radiochirurgie stéréotaxique
  - Chimiothérapie : Témodal pour gliomes, glioblastomes

6 ITEM 188 : CEPHALEES

- **Céphalées chroniques quotidiennes** :
  - **< 3 mois, > 15 jours/mois, > 4heures/jour**
  - Le plus souvent fond de migraine ou céphalées de tension avec crises persistantes
  - Abus médicamenteux à traquer et surveiller +++
  - Insister +++ sur :
    - Quantification de l'addiction / Retentissement
  - Traitement :
    - Amitriptyline : médicament de première intention +++
    - Sevrage des autres médicaments
    - Traitement non médicamenteux : psychothérapie, relaxation
    - Hospitalisation souvent nécessaire

7 ITEM 231 : COMPRESSION MEDULLAIRE

- **Clinique :**
  - × Atteinte bilatérale des membres inférieurs et troubles sphinctériens → recherche niveau sensitif :
    → Sd lésionnel, sous lésionnel et rachidien +++
- **Syndromes :**
  - × Brown Séquard
  - × Syringomyélique (suspendu, Sd lésionnel seul)

- **IRM medullaire +++ :**
  - × Avant la ponction lombaire
  - × Préciser
    - Le niveau (cervical, dorsal, lombaire)
    - Séquences
      - Sagittales puis axiales
      - T1 –T2 – FLAIR- T1 + Gadolinium
- **Classification :**
  - × Extra-durales :
    - Métastases osseuses ++
    - Epidurites tumorales
    - Spondyloliscites et épidurites infectieuses (abcès de Pott +++)
    - Hernies et arthroses (myélopathie cervicarthrosique)
  - × Intra-durales et extra-médullaires :
    - Neurinome, méningiome
  - × Intra-médullaires :
    - Tumeurs : ependymome
    - Malformations vasculaires
    - DD : lésion inflammatoire : myélite inflammatoire

- **Diagnostic positif :**
  - × Interrogatoire des témoins
  - × Diagnostic rétrospectif sur interrogatoire
  - × EEG intercritique
    - Le plus proche d'une crise
    - Recherche d'anomalie paroxystique : pointes - ondes
    - Svt normal
    - ± EEG après privation de sommeil
- **Diagnostics différentiels :**
  - × Jeune : migraine avec aura
  - × Vieux : AIT

- **Traitement :**
  - × Pas après une première crise sauf étiologie secondaire
  - × Choix médicamenteux selon : type d'épilepsie et terrain
  - × Médic :
    - Généralisées : Valproate, Lamotrigine, Levetiracetam
    - Partielles : Carbamazepine
      → nouveaux = meilleure tolérance
  - × Principes :
    - Introduction progressive en monothérapie
      → efficacité ≈ 70%
    - Si échec :
      - Inobservance (doser médicaments)
      - Erreur de diagnostic
      - Mauvais type d'épilepsie
    - Escalade thérapeutique si pas d'erreur :
      - Bithérapie ; si inefficace → centre spécialisé
      - Discuter neurochirurgie pour épilepsie pharmaco résistante

- **Prise en charge de l'épilepsie** :
  - × Surveillance traitement
    - Clinique : objectif zéro crise
    - Pas d'EEG ou dosage systématique
  - × Informations essentielles :
    - Hygiène de vie :
      - Pas de dette de sommeil
      - Pas d'alcool
      - Attention si photosensibilité
  - × Epilepsie et grossesse
    - Contraception : Dépakine et nouveaux AE : OK
    - Risque tératogène faible mais présent : préférer Lamictal
    - Grossesse à programmer :
      - Traitement à conserver
      - Dose minimale efficace
      - Supplémentation en folates +++ et vitamine K
      - Surveillance échographique
- **Risques :**
  - × Vie professionnelle, ATTENTION au secret médical, certains travaux interdits
  - × Sports dangereux
  - × Conduite automobile interdite → commission du permis
- **Crise épileptique aux urgences** :
  - × Crise inaugurale et unique :
    - TDM cérébrale sans et avec inj
    - Sortie si TDM et examen cliniques normaux
    - Planifier consultation neurologique rapide avec BZD d'attente
- **Crise chez un épileptique connu** :
  - × Vérifier si crise habituelle
  - × Rechercher facteur déclenchant (alcool, rupture de traitement)

- × Eradiquer facteur déclenchant et consulter médecin traitant
- × Si pas de facteur déclenchant → surveillance hospitalisation de 24 h

- **Crise avec signes indiquant une gravité possible** :
  - × Confusion mentale persistante
  - × Fièvre > 38° C
  - × Déficit post-critique ou examen neurologique anormal
  - × Traumatisme cranien
    → hospitalisation + explorations +++

- **Prise en charge de l'état de mal convulsif** :
  - × Mesures générales :
    - LVAS / Guédel, rechercher et ttt une hypoglycémie
    - 2 VVP (sérum physiologique + AE)
    - Surveillance hémodynamique
  - × Interrompre activité épileptique :
    - Clonazepam 1 mg IVD
    - Répéter une fois si échec
    - Perfusion Phénitoïne 20 mg/kg
    - Si échec à 20 mn → Phénobarbital 20 mg / kg
    - Si échec → AG
- **Etat de mal non convulsif** :
  - × Y penser devant confusion du sujet âgé fluctuante et sans cause → Injection de BZD intraveineux !

9 ITEM 244 : HEMORRAGIE MENINGEE

- Rupture d'anévrysme +++
- Céphalées en coups de tonnerre
- Diagnostic par TDM ! ± PL si doute seulement → centre spécialisé direct !
- Puis angioscanner ou angio IRM pour imagerie de l'anévrysme
- Traitement endovasculaire +++ → radioembolisation : coil

- Ne pas oublier : chirurgie :
  - × DVE si hydrocéphalie
  - × Volumineux hématome
- NPO prévention des ACSOS et du vasospasme (nimodipine)
- Faire une diffusion à l'angio IRM pour recherche ischémie associée
- **Complications** :
  - × Hydrocéphalie aigue obstructive
  - × Vasospasme
  - × Récidive hémorragique
  - × Hydrocépalie à pression normale (tardive)

10 ITEM 261 : MALADIE DE PARKINSON

- **Diagnostic** :
  - × Syndrome parkinsonien
    → Tremblement + bradykinésie + rigidité
    - Cause iatrogène ++ → NL et NL cachés
    - MP idiopathique : en plus de la triade
      - Asymétrie
      - Micrographie
      - Dopasensible
  - × Parkinson « + » si :
    - Raideur axiale / chutes précoce : PSP
    - Troubles oculomoteurs : PSP
    - Syndrome pyramidal, cérébelleux, dysautonomie : AMS
- **Traitement** :
  - × Médic précoce si symptomes,
  - × Augmentation posologique progressive
    - Agonistes dopaminergiques si < 60 ans
    - L dopa si > 70 ans
  - × Tolérance : hypotension orthostatique, digestifs, neuro
  - × Rééducation +++ : Réentrainement à l'effort / Kiné

    - × Complication des traitements : On/Off, dyskinésie :
        - Fractionner les prises
        - Modifier le traitement :
          → associer agonistes dopaminergiques, inhibiteurs enzymatiques, formes LP
        - Neurochirurgie : stimulation sous thalamique si jeune

11 ITEM 262 : MIGRAINE

- **Diagnostic** : critères IHS :
    - × De 4 à 72h, ≥ 5 crises similaires
    - × ≥ 2 parmis : unilatérale, pulsatile, entrave l'activité
    - × ≥ 1 parmis : nausée, vomissement, photo-phonophobie
    - × Examen intercritique normal
- **Traitement** : **FECES**
    - × Traitement de **F**ond si < 2 crises / mois
    - × **E**viction des facteurs déclenchants
    - × Traitement de **C**rise
    - × **E**ducation
    - × **S**urveillance / suivi
- **Traitement de crise :**
    - × 1ere intention : antalgiques non spécifiques (AINS, ibuprofène, paracétamol..)
    - × Triptans : ago des récepteurs 5HT1
      → ATTENTION si coronariens car vasospasme
        - Règles : - Plus vite possible au début de la douleur, pas plus de 2/jour
        - PO ou spray
    - × Dérivés de l'ergot de seigle rares ATTENTION ergotisme
- **Traitement de fond :**
    - × Beta bloquants : en 1ere intention **SAUF** Aura
    - × Autres : AD tricycliques : Laroxyl, pas d'ergot de seigle
    - × Mesures associées +++ :

- éviter facteurs déclenchants, anti-stress, relaxation
- Agenda des crises, NPO ttt non médicamenteux
- Pas de traitement efficace de l'aura en crise

12 ITEM 263 : MYASTHENIE

- Fatigabilité : extrémité cervicale +++
- **Diagnostic** :
  - × EMG : décrément d'amplitude
  - × Ac anti Récepteur de l'acétylcholine
- Recherche d'une pathologie associée :
  - × Anomalie thymique (imagerie)
  - × Autres : systémiques (FAN, anticorps antithyroïdiens)
- Carte avec liste des traitements interdits
- **Traitement** :
  - × Anticholinestérasiques
  - × Corticothérapie / IS
  - × Thymectomie +++
  - × Si urgence : Ig polyvalentes IV / plasmaphérèse
- DD : syndrome paranéoplasique de Lambert-Eaton

Neurologie
Questions incontournables

Chapitre 13

1 ASTUCES

A – 1ère question du dossier en neuro = sémiologie :

- Syndrome de Brown-Séquard – syringomyélique
- Wallenberg
- Syndrome pyramidal, cérébelleux, méningé
- Sd Parkinsonien, démentiel, HTIC
- Mais aussi différence PFP et centrale, troubles oculomoteurs, troubles de la marche, nerf médian, ulnaire, radial et
- Racines L5-S1

B – Dernière question en neuro : PeC à la sortie :

- Traitement médical
- Mesures associées (à utiliser dans toutes les spé) :

  → **KASDAL REPAS V**accin, certif, comission
  - × **K**iné, ergo, orthophonie, rééduc, réhabilitation respi…
  - × **A**T / MPI, Arrêt de travail, reclassement, repos
  - × **S**outien psy
  - × **D**éclaration ARS, CLIN, Dépistage, enquête
  - × **AL**D 100%
  - × **R**enutrition, PeC nutritionnelle, cs diététique, MHD
  - × **E**ducation
  - × **P**rotection juridique, Prophylaxie / isolement
  - × **A**ssociation de patients
  - × **S**ociothérapie, assistante sociale, réinsertion socio-pro
  - × Vaccins
  - × Certificat médical initial
  - × Comission médicale du permis de conduire

C – Imagerie en neuro :

- Décrire la séquence, la coupe
- Insister sur les lésions cohérentes avec la clinique
- Évoquer un diagnostic
- Ne pas en dire trop

2 ITEM 63 : DEMENCE

A – Quel bilan réalisez vous devant un syndrome démentiel ?

- **Eliminer une cause curable de démence :**
  - × IRM ++
    - Eliminer cause curable
    - Recherche atrophie hippocampique → Alzheimer
  - × NFS + ionogramme, créatininémie, calcémie, VS
  - × BHC
  - × TSH +++, B12, folates

B – Quelles sont les causes de syndrome démentiel curable ?

- Hypothyroidie, carence en B12, Neurosyphilis,
- Hydrocéphalie à pression normale

3 ITEM 133 : AVC

A – Quel traitement mettez vous en place à distance d'un AVC ?

- **MASIC** :
  - × **M**HD : arrêt du tabac, activité physique…
  - × **A**spirine
  - × **S**tatine pour LDL < 1 g/L
  - × **I**EC pour PA < 140/90
  - × **C**orrection des autres FdRCV
    - Anticoagulants si AFCA → $CHA_2 DS_2$ VASC

4 ITEM 146 : TUMEURS INTRA-CRANIENNES

A – Quelles étiologies évoquez vous devant une lésion en cocarde intra-cranienne ?

- Métastase
- Tumeur primitive : Glioblastome
- Abcès

5 ITEM 235 : EPILEPSIE

A – Comment prenez vous en charge l'état de mal épileptique du patient ?

- **Mesures générales :**
  - LVAS / Guédel, rechercher et ttt une hypoglycémie
  - 2 VVP (sérum physiologique + AE)
  - Surveillance hémodynamique
- **Interrompre activité épileptique :**
  - Clonazepam 1 mg IVD
  - Répéter une fois si échec
  - Perfusion Phénitoïne 20 mg/kg
  - Si échec à 20 mn → Phénobarbital 20 mg / kg
  - Si échec → AG

Ophtalmologie
Flash items tombables

Chapitre 14

POINTS CLES DERNIERES MINUTES

- Examen Ophtalmologique : **BARTCSFA +++**
  - **B**ilatéral et comparatif
  - **A**cuité visuelle
  - **R**eflexe photomoteur et oculomotricité
  - **T**onus oculaire
  - **C**hamp visuel
  - **S**egment antérieur à la lampe à fente
  - **F**ond d'œil
  - **A**ngiographie
- Traitement des 2 yeux !

1 GENERALITES

- Penser à l'uvéite sur SPA ++ (HLA BZ7) ou sur Crohn, sarcoïdose, Maladie de Behcet
- Traitement mydriatique → GAFA . Attention aux tricycliques
- Atteinte du segment antérieur → douleurs
- Atteinte du segment postérieur → pas de douleur
- Décollement de la rétine → BAV si macula touchée
- Hémorragie sous conjonctivale → recherche CEIO, plaie du globe → écho mode B, TDM (cf IRM contre indiqué)
- SAT – VAT +++
- CEIO → signe de Seidel
- Kératite → test à la fluorescence ; attention aux lentilles ; kératite herpétique , ulcère dendritique.
- PFP → Kératite d'exposition, Basedow aussi
- Toxique dans l'œil → rinçage abondant et prolongé

	ROUGEUR	DOULEUR	BAISSE D'ACCUITE VISUELLE	SIGNES ASSOCIES	
				PRESSION INTRA-OCULAIRE	PUPILLE
Hémorragie sous-conjonctivale	Oui	Non	Non	Normale	normale
Episclérite	Oui	Non	Non	Normale	Normale
Sclérite	Oui	Oui	Non	Normale	Normale
Conjonctivite	Oui (souvent rose)	Non	Non	Normale	Normale
Kératite	Oui	Oui	Oui (généralement modérée)	Normale	Normale
Uvéite	Oui (si uvéite antérieure)	Oui (si uvéite antérieure)	Oui (selon l'intensité de l'uvéite	Abaissée, normale ou augmentée	Normale ou déformée par des synéchies
GAFA	Oui	Intense	Oui	Très élevée	½ mydriase aréflexique
OVCR	Non	Non	Oui	Normale	normale
OACR	Non	Non	Totale	Normale	Réflexe photo-moteur aboli
Décollement de rétine	Non	Non	Oui, si macula soulevée	Diminuée ou normale	normale
Neuropathie optique	Non	Etiologies inflammatoires : douleurs rétrobulbaires lors de la mobilisation du globe	Oui	Normale	Réflexe photo-moteur diminué

2 Item 212 : Œil rouge et/ou douloureux

- **GAFA = urgence :**
  - × ½ mydriase aréflexique, céphalées irradiant dans le V, vomissements
  - × Terrain : vieux, hypermétrope, cataracte
  - × FD : obscurité, tricyclique
  - × Gonioscopie bilatérale : angle irido-cornéen étroit
  - × Traitement : Objectif = diminuer la P° intra-oculaire
    - Acetazolamide IV (attention iono + K) ± mannitol
    - Puis collyre myotique dans les deux yeux
      → Pilocarpine
    - Au décours : iridectomie périphérique pour prévention des récidives, laser ou chirurgie
      → Lève les CI des médic parasympatolythiques

- **Uvéites** : précipités rétro-cornéens , effet Tyndall, hypopion, synéchies iridocristallines
  → Cortico en collyre et dilatation pupillaire par atropinique pour prévention des synéchies ± injection péri-oculaire

3 Item 293 : Alteration de la fonction visuelle

- **Décollement de rétine** :
  - × FdR : myopie forte, atcd perso ou familiaux, trauma oculaire, chirurgie ophtalmo
  - × Diagnostic :
    - Phosphène → déchirure
    - Puis amputation champ visuel (scotome)
    - Puis BAV si atteinte maculaire ± myodésopsie
      → FO au verre à 3 miroirs en urgence !
  - × Déchirure : photocoagulation au laser en prévention

- **OACR** :
  - × Macula rouge cerise + rétine blanche (ischémique)

- × Traitement en prévention de la bilatéralisation et autre ischémie : en urgence !!
  → Cortico + HNF à la moindre suspicion

- **OVCR** : hémorragies au fond d'œil, signe du croisement +++
  - × Angiographie : recherche d'ischémie → athérosclérose

- **Rétinopathie diabétique** : stade à connaître → angiographie :
  - × microanévrysme puis prolifération avec néo-vsx
    → Hémorragie intra vitréenne
  - × Photocoagulation pan rétinienne + injection intra-vitréenne d'anti VEGF

Ophtalmologie
Questions incontournables

Chapitre 14

1 Item 58 : Cataracte

A – Quel est le traitement de la cataracte ?

- Seulement si gêne fonctionnelle
- Anesthésie topique ou loco régionale
- Traitement chirurgical :
  - × Extraction extra-capsulaire du cristallin par phakoémulsification (capsule postérieure respectée)
  - × Correction de l'aphakie par implant de chambre postérieure +++ : puissance selon biométrie
- Tt post-opératoire
  - × Anti-inflammatoire local (collyre AINS ou corticoïde) pendant 1mois
  - × Antibiopropylaxie locale en collyre pendant 1mois

B – Quel est le traitement de la cataracte secondaire ?

(réopacification post-opératoire de la capsule postérieure)

- Capsulotomie postérieure au laser YAG

ORL - Maxillo
Flash items tombables

Chapitre 15

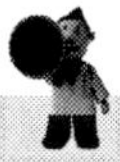

POINTS CLES DERNIERES MINUTES

- PAS D'AINS en ORL!
- Examen : ECONOMES / rhinoscopie / acoumétrie / examen vestibulaire
- CI des ototoxiques
- Remise en état buccodentaire: Cst Orl-stomato, éradication des foyers infectieux
- avulsion des dents cariées / gouttière fluorée
- Pan endoscopie des VADS / Ggl = schéma daté
- Arrêt OH (avec prévention du DT) +TABAC
- Antibioprophylaxie

1 ITEM 145 : TUMEURS DES VADS

- FdR : Alcool et tabac, (HPV pour les amygdales)
- Se méfier des otalgies réflexes
- Symptomatologie : **DODDO** amaigri
  - × **D**ysphonie, **O**talgie, **D**yspnée, **D**ysphagie, **O**dynophagie
  - × Amaigrissement
- Nasofibroscopie systématique +++ (examen clinique)
- Lésion indurée saignant au contact
- Toujours rechercher les ADP (schéma daté)
- **Pan endoscopie des VADS +++ :**
  - × Recherche K synchrone indispensable ;
  - × Biopsie, anapath, schéma
- TDM cervico-thoracique ± IRM cranio-facial, discuter Pet-scan au 18 FDG
- Bilan des comorbidités +++ : alcool, tabac

- Prise en charge nutritionnelle +++
- Chirurgie + radiothérapie + chimiothérapie
  - Gouttière + état dentaire : cf risque d'ostéoradionécrose
- ADP sans cancer connu → ponction + cyto avant tout
- Se méfier de l'hypothyroïdie radio induite +++ ;
- Evoquer la myélite radique si déficit neuro post radiothérapie
- Imagerie post-thérapeutique : 3 mois pour image de référence

- Ne pas oublier qualité de vie des cancers des VADS !
  - Séquelles esthétiques
  - Prise en charge addicto, psychologique
  - Orthophonie +++ pour déglutition et parole
  - Réinsertion socio-professionnelle
- Métastatique : palliatif, soins de support, douleur +++, discuter gastrostomie d'alimentation, trachéotomie

- **Cancer du cavum** :
  - Maghreb, Chine → UCNT, EBV induit
  - Diagnostic différentiel : lymphome
  - Complications locales : rhino + oto + neuro + névralgies secondaires
  - Endoscopie sous anesthésie générale, TDM + IRM, Pet scan systématique +++
  - Ne pas oublier : sérologie EBV pour la surveillance
- **ADK de l'ethmoïde** : Maladie pro : bois → épitaxis +++

2 ITEM 201 : TRAUMATOLOGIE

- Dans les polytraumatismes +++
- Ne pas oublier les dents dans les traumatismes
- Risque vital, fonctionnel, esthétique
  - LVAS, syndrome hémorragique / rachis, crâne, œil / face
- Attention lors des fractures : penser à l'articulé dentaire
- Complications : hémosinus, hypoesthésie : atteinte du V

- **Fracture du plancher :**
  - TDM : image en goutte, lancaster +++, examen ophtalmo
  - Ne pas oublier le Blondeau
  - Vérifier acuité visuelle (médico légal),
  - Hématome péri-orbitaire, recherche HTIC
  - Complications :
    - Diplopie verticale, troubles oculo-moteurs, ophtalmoplégie verticale douloureuse
    - Hypoesthésie du V_2
  - ATTENTION, si incarcération du muscle :
    - Vomissements en jet et ophtalmoplégie
    - Urgence chirurgicale dans les 6 heures

- **Fractures zygomatiques** : enfoncement en marche d'escalier
  - Risque d'atteinte du V_{2+}++, trismus ;
  - Ne pas oublier examen ophtalmologique car proximité
  - Mêmes complications que pour le plancher + esthétique

- **Fracture de mandibule / condyle** :
  - Troubles occlusaux, orthopantomographie + TDM
  - Risque de lésion du V3
  - Plaie du menton = radiographie du condyle
    → signe indirect majeur !
  - Risque d'otorragie par lésion du conduit auditif externe
    → rechercher à l'otoscopie
  - Fracture du condyle de l'enfant = traitement fonctionnel
  - Chez l'adulte : traitement fonctionnel, orthopédique ou chirurgie → ne pas oublier la pince coupante à dispo +++
  - Complications chez l'enfant : trouble de croissance, ankylose temporo-mandibulaire (définitive)
  - Complications chez l'adulte : trouble occlusaux, SADAM
  - Fracture de la portion dentée = fracture ouverte +++
    → risque infectieux : antibiothérapie et avis odonto

- **Lefort** :
  - Recherche brèche ostéodurale, lésion occulaire

- × Œdème médio facial, épitaxis, trouble occlusal
  → TDM, ne pas oublier l'antibiothérapie
- × Anosmie dans le Lefort 3
- × Troubles occlusaux systématiques

- **CNEMFO**
  - × Brèche ostéodurale, risque infectieux, embarrure frontale
  - × Pas de trouble occlusal +++

- **Morsure** :
  - × Patient :
    - Statut vaccinal (SAT - VAT)
    - Bilan lésionnel
    - Risque infectieux → Augmentin
      - Rage / tetanos
      - Anaérobies, surinfection à S. aureus
  - × Chien : connu ?
    - Statut rabique (vaccin ?)
    - Surveillance vétérinaire J0, J7, J14
  - × Centre antirabique → séro-vaccination

3 Item 270 : Pathologies des glandes salivaires

- **Cancer des glandes salivaires** :
  - × Plus la glande est grosse, plus c'est à risque de cancer
  - × Carcinome adénoïde kystique → chirurgie + radiothérapie
  - × Signes de malignité pour parotide : PFP + fixité +ADP
  - × IRM +++, ponction sous échographie → cytologie

- **Cellulites cervico-faciales :**
  - × Séreuse/ collectée / diffuse
  - × Attention : communication médiastinale !!
  - × Infection du tissu cellulo adipeux, origine dentaire +++
    - Peau rouge, chaude, tendue, œdème facial, trismus, fièvre, AEG, dysphagie

- Comblement vestibulaire : **Pas** de sillon entre os et cellulite : pathognomonique → car origine dentaire
- Traitement :
  - Cellulite = urgence ! hospitalisation, antibiothérapie, antalgiques, drainage
  - Contre indication des AINS +++
  - Etiologique : dent causale +++

× Diagnostic différentiel :
- Cellulite d'autre étiologie
  → Persistance d'un sillon avec mandibule
- Adénophlegmon (ganglionnaire)
  → Persistance d'un sillon entre os et phlegmon
- Submandibulite

- **Lithiase salivaire :**
  × Submandibulaire +++, symptomatologie prandiale
  → Echographie, TDM ± sialographie
  × Complications : Whartonite, péri-whartonite (abcès), submandibulite, fistule, cellulite cervicale
  × Traitement :
  - Extraction du calcul :
    - Abord chirurgical
    - Sialendoscopie
    - Lithotritie
    - Submandibulectomie
  - Si infection : traitement médical puis extraction à froid

4 ITEM 294 : OTOLOGIE

- Recherche de signes vestibulaires et neurologiques
- Faire audiométrie totale et vocale, tympanogramme, reflexe stapédien, PEA, IRM pour recherche neurinome
- Surdensité de transmission : bouchon, OMA, OSM (!! K du cavum), choléstéatome, ostospongiose, traumatisme
- **Surdité perception :**

- surdité brusque → neurinome, ménière, traumatisme
- Presbyacousie : toxique, professionnelle
- Recherche foyer infectieux, otorhée

- **Otospongiose** : femme, aggravée à la puberté ou grossesse, tympan normal, héréditaire, platine-étrier

5 ITEM 344 : VERTIGES

- ≠ ORL et neuro
- Recherche nystagmus ± lunettes de Frenzel
  - Si pas de nystagmus, ce n'est pas un vertige
- Tous les signes dans le même sens → syndrome vestibulaire périphérique
- Si dysharmonieux : syndrome vestibulaire central → IRM
- Toujours otoscopie, audiométrie, tympanogramme ± IRM
- \+ le vertige est impressionnant, - il est grave (Cf VPPB)
- Ne pas oublier la kinésithérapie vestibulaire
- Ménière : toujours un contexte bizarre, surdité + acouphènes + vertiges, terrain particulier → hydrops endolabyrinthique
- Neurinome : se mefier d'un vertige atypique, à la surdité : → IRM + gadolinium

ORL - Maxillo
Questions incontournables

Chapitre 15

1 ITEM 145 : TUMEURS DES VADS

A – Quelle symptomatologie recherchez vous devant un cancer ORL?

- **DODDO** amaigri
  - **D**ysphonie, **O**talgie, **D**yspnée, **D**ysphagie, **O**dynophagie
  - Amaigrissement

B – Quel est votre bilan d'extension devant cette tumeur de la cavité buccale ?

- Clinique :
  - Toujours rechercher les ADP (schéma daté), nasofibro…
- Pan endoscopie des VADS +++
  - Recherche K synchrone indispensable ;
  - Biopsie, anapath, schéma
- TDM cervico-thoracique ± IRM cranio-facial, discuter Pet-scan au 18 FDG
- Bilan des comorbidités +++ : alcool, tabac

2 ITEM 201 : TRAUMATOLOGIE

A – Quel est votre examen clinique ?

- **ECONOMES :**
  - **E**xobuccal :
  - **C**râne : recherche d'une déformation
  - **O**tologique : otoscopie bilatérale et comparative
  - **N**eurologique : nerfs crâniens (PFP), examen neuro
  - **O**phtalmologique : bilatéral et comparatif
  - **M**assif facial : inspection et palpation
  - **E**ndobuccal : troubles occlusaux

- × **S**chéma daté +++ et certificat médical initial descriptif

B – Quels sont les critères de gravité d'une plaie faciale ?

- Transfixiante, perte de substance
- Lésion d'un élément noble : oeil, nerf, sténon
- Morsure (risque infectieux +++), présence d'un corps étranger

3 ITEM 294 : ALTERATION DE LA FONCTION AUDITIVE

A – Quels sont les résultats de l'acoumétrie pour une surdité de transmission ?

- **SaluT Rien NE WA**
  - × **S**urdité de **T**ransmission : **RI**ne **Né**gatif, **W**eber du côté **A**tteint
- (C'est l'inverse pour une surdité de perception)

4 ITEM 313 : EPISTAXIS

A – Quelle est votre prise en charge ?

- Mise en condition : calmer le patient / rassurer
- Mouchage efficace et compression bi-digitale 10mn
- Méchage = tamponnement antérieur
  - × ATB le temps du méchage (Augmentin)
- Sonde à double ballonnet = tamponnement antéro-postérieur
  - × Si échec du méchage antérieur ou d'emblée si SdG
  - × Dégonfler toutes les 6h (risque de nécrose)
  - × ATB systématique le temps du méchage
- Si échec : seulement si hémodynamiquement stable :
  - × Embolisation des A. sphénopalatines
  - × Ttt chirurgical: ligature artérielle des A. ethmoidales
- Au décours: traitement étiologique +++
  - × Cautérisation, consultation ORL

5 ITEM 344 : VERTIGES

A – Quelles sont les 3 questions à poser devant un vertige ?

- Durée du vertige ?
- Facteur déclenchant ?
- Signes ORL associés ?

  → ces 3 questions permettent de classer l'ensemble des vertiges ORL

B – Quels sont les médicaments ototoxiques ?

- **Qui A mis Du Silence ?**
  - × **Qui**nine
  - × **Ami**nosides
  - × **Diu**rétiques
  - × **Cis**platine

Orthopédie
Flash items tombables

Chapitre 16

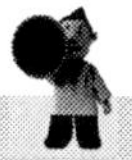

POINTS CLES DERNIERES MINUTES

- Heure du dernier repas / à jeun / mécanisme du traumatisme
- Cote dominant / profession
- Immobilisation
- ttt chirurgical d'une fracture = ROCIR (**R**éduction / **O**stéosynthèse / **C**ontention / **I**mmobilisation / **R**ééducation)
- Antalgiques
- SAT VAT
- HBPM dose préventive / surveillance malade sous platre
- NPO Rx de contrôle
- Entorse= GREC (**G**lace, **R**epos, **É**lévation, **C**ontension)
- AT, accident de travaille, Certificat initial descriptif (CMI)

1 GENERALITES

- **Devant tout patient chirurgical :**
  - Heure du dernier repas, **à jeun** ! → médicaments IV
  - Consultation d'anesthésie, bilan pré-opératoire
  - Arrêt des anti-thrombotiques
  - Surveillance post-opératoire et radiographies de contrôle
  - Sortie : rééduc, arrêt de travail, plâtre, HBPM, antalgiques
  - Information du patient +++
  - Kinésithérapie
- Complications aigues des fractures : **PPNOT**
  - **P**eau, **P**ouls, **N**erf, **O**s, **T**endon
- **Ne jamais oublier :**
  - Coté de la lésion

- Antalgie : médicament IV, immobilisation +++, décharge
- Traitement chirurgical vs ortho vs fonctionnel
- Rééducation
- Radiographie : technique puis résultat puis conclusion
- Médico légal : AT, certificat médical initial
- Dépistage et traitement de l'ostéoporose

2 ITEM 91 : INFECTIONS NOSOCOMIALES

- Définition : toute suspicion clinique + pus/germes/ré-intervention
- Nosocomiale : délai 30 jours post-opératoire, jusqu'à 1 an si materie prothétique
- Distinguer post-op précoces (3 semaines)
- NFS, VS, CRP, hémoculture, éliminer autre site ou PE (VVP, BU)

- **Prise en charge :**
  - Chirurgie : exploration, parage, prélèvement local + anapath, lavage, drainage
    - Si infection précoce (< 3 semaines post-op) : reprise chirurgicale sans ablation du matériel
    - Si infection tardive : reprise chirurgicale avec ablation du matériel et repose dans un 2e temps
  - Bi-ATB prolongée
  - Surveillance clinique + biologique + radiographique

3 ITEM 154 : TUMEURS DES OS

- **Tumeurs des os primitives** :
  - Découverte fortuite (trauma minime) ou douleur chronique
  - Complications locales (fistulisation, compression artérielle / veineuse ou nerveuse), ADP, métastases
  - Signes radiographiques de malignité → lytique ou condensante +++

× Avant biopsie : radiographie face/profil, IRM pour parties molles, TDM pour os
× Puis biopsie chirurgicale en milieu spécialisé +++ par la voie d'abord (pour anapath + bactério) : DD ostéomyélite
× Après biopsie : scintigraphie osseuse corps entier, radiographies, TDM thorax
  - Si malin :
    - Chimiothérapie néo adjuvante + adjuvante
    - Résection chirurgicale et reconstruction
    - Soutien psychologique +++ (cf amputation)

- **Tumeurs des os secondaires** :
  × Cancer ostéophiles : **PPRST** : **P**oumon, **P**rostate, **R**ein, **S**ein, **T**hyroïde
  × Contexte de cancer (PPRST) + douleurs osseuses = métastase JPDC
  × Respect rectitude du rachis +++ (fragilité)
  × Compression médullaire : méta ou épidurite ? → Corticothérapie forte dose +++
  × Examens : radiographies standard F+P, TDM scintigraphie osseuse corps entier ± IRM
  × Ne pas oublier bilan phosphocalcique +++ car hypercalcémie
  × Biphosphanates +++, traitement du cancer primitif
  × Si fracture pathologique (sauf rachis) : traitement chirurgical + radiothérapie adjuvante après cicatrisation
  × Si fracture pathologique du rachis avec retentissement neurologique : chirurgie (laminectomie) + radiothérapie
  × Si fracture pathologique sans retentissement neurologique (rachis) : antalgiques + corset + radiothérapie voire cimentoplastie
  × Si métastases sans fracture : antalgiques, radiothérapie, parfois traitement préventif : ostéosynthèse ou cimentoplastie

- **Traumatisme des membres** :
  - × Syndrome des loges :
    - Pouls périphériques préservés +++ / hypoesthésie
    - Possible même pour fracture ouverte !
      → Jamais de plâtre circulaire pour le comateux
      → immobilisation par attelle
  - × Fracture ouverte : urgence, SAT-VAT, antibiothérapie <7 jours
    - Si signes d'ischémie → artério en urgence avant la chirurgie
    - Chirurgie : débridement, parage, lavage (ROCIR : fixateur externe, couverture de la plaie)
  - × Fracture de la diaphyse fémorale → risque d'embolie graisseuse, d'hémorragie

- **Traumatisme du rachis** :
  - × Stabilité : segment vertébral moyen (osseux) + segment mobile rachidien (non osseux)
  - × Rectitude du rachis +++, préciser le mécanisme lésionnel
  - × Examen neurologique complet +++ (TR, périnée)
  - × Recherche d'un traumatisme associé (TC-PC ?)
  - × Dysphagie chez le traumatisé cervical = fracture de l'odontoïde !
  - × Radiographie du rachis cervical : profil dégageant C7-D1, face bouche ouverte pour odontoïde
  - × TDM avec reconstruction si lésion osseuse visualisée
  - × Clichés dynamiques à J7-J10, en présence du médecin, une fois la contracture réflexe disparue (collier antalgique, AINS, myorelaxants) → recherche atteinte ligamentaire
  - × Si lésion neurologique = traitement chirurgical en urgence (laminectomie, réduction, arthrodèse), surveillance, nursing, kinésithérapie, HBPM
  - × Lésion instable (SVM ou SMR) = traitement chirurgical

- Lésion stable = traitement orthopédique ou fonctionnel

- **Plaie des parties molles**
  - Schéma daté, profession (AT ?), main dominante ?
  - SAT-VAT +++
  - Radiographie pour corps étranger, fracture associée
  - Chirurgie (au bloc) :
    - Si articulaire : ATB
    - Débridement + parage + exploration (nerf, vaisseaux, tendon, os, articulation…)
    - Nettoyage, désinfection, réparation, suture, immobilisation courte
  - Classification de Cauchoix pour fracture ouverte = ATB
  - Plaie dorsale de la main = tendon extenseur + articulation = exploration chirurgicale
  - Plaie palmaire = tendon fléchisseur + paquet vasculo-nerveux
  - Attention : un testing normal n'exclue pas une rupture partielle +++ → risque de rupture secondaire donc plaie de la main = bloc pour réparation

- **Luxation gléno-humérale** :
  - Antéro-interne +++ sous coracoidienne le plus souvent
  - Si postérieure : électrocution / convulsions
  - Coté dominant, profession à toujours demander
  - Risque de complications vasculaires : pouls, œdème par compression veineuse
  - Risque de complications nerveuses : nerf circonflexe +++
  - Attention aux fractures associées
    → radiographie avant réduction
  - En urgence → réduction par manœuvres externes
  - Contrôle radiologique + clinique post-réduction (PPN)
  - Immobilisation deux semaines puis rééducation
  - APD 3e épisode : traitement chirurgical :
    → butée coracoïdienne

5 ITEM 207 : INFECTION AIGUE DES PARTIES MOLLES

- Porte d'entrée +++, recherche de localisation secondaire, terrain (profession, diabète, corticothérapie, AINS)
- Panaris phlegmasique (= médical) : antiseptique + surveillance à 48h
- Panaris collecté (= chirurgical) = excision + cicatrisation dirigée → JAMAIS d'antibiothérapie pour panaris !!

- **Phlegmon :**
  - × Douleur du cul de sac proximal, crochet inflammatoire irréductible
  - × Réveils nocturnes, fièvre, lymphangite, ADP
  - × Bilan : Radiologie, bilan pré-opératoire
  - × Traitement : chirugical + antibiothérapie :
    - Ouverture de la gaine, prélèvement bactério + anapath
    - Exploration, excision des tissus nécrosés, cicatrisation dirigée
    - Immobilisation courte +++, rééducation !! risque d'enraidissement
- Prévention : SAT-VAT +++, vaccin anti-rabique ?
- Arrêt de travail (médico-légal si métier de la restauration)

6 ITEM 237 : FRACTURES DE L'ENFANT

- Croissance en cours : périoste très épais = ttt orthopédique +++ → réduction, immobilisation, contrôle radiologique et clinique
- Autorisation parentale, interrogatoire parents et enfant
- Maltraitance ?
- Toujours rechercher douleur à la palpation des cartilages de croissance +++ (douleur + radio normale = Salter 1)
  → Plus le Salter est élevé, plus le risque d'épiphysiodèse post traumatique augmente → inégalité de longueur, désaxation

- Antalgiques +++, **pas** d'HBPM chez le prépubère
- **Pas** de rééducation car enraidissement par ossification du à la rééducation
- Ne pas oublier : toujours anapath + bactério chez l'enfant car ostéomyélite peut mimer une tumeur

7 ITEM 238 : FRACTURE DE L'EXTREMITE INF DU RADIUS

- Coté dominant, profession ?
- Retrait bijoux, bagues +++
- Mécanisme : flexion vs extension
- Analyse radio : pouce en avant → refend articulaire, styloïde ulnaire ?
- Complications immédiates (PPNOT)
  → ouverture du canal carpien si bascule antérieure +++
- Consolidation = 6 semaines (BABP/manchette)
- Ne pas oublier rééducation au décours
  → Risque de raideur, d'algodystrophie
- Risque de déplacement secondaire (surveillance radio et clinique)
- Attention à la rupture du long extenseur du pouce (lors du début de la rééduc), à cause d'une broche ou nécrose secondaire
  → Traitement = transfert tendineux

8 ITEM 239 : FRACTURE DE L'EXTREMITE SUP DU FEMUR

	< 65 ans	65-75 ans	>75 ans
Massif trochanterien (Ender)	Réduction + ostéosynthèse = clou gamma ou vis-plaque	Réduction + ostéosynthèse = clou gamma ou vis-plaque	Réduction + ostéosynthèse = clou gamma ou vis-plaque
Cervicale (garden I et II)	Ostéosynthèse (vissage ou vis-plaque) sans rééducation	Ostéosynthèse (vissage ou vis-plaque) sans rééducation	Ostéosynthèse (vissage ou vis-plaque) sans rééducation
Cervicale (garden III et IV)	Urgence < GH Rééducation + synthèse	Fonction des terrains	Arthroplastie.

- Temps au sol, autonomie antérieure, recherche de traumatisme associé

- Classification de Garden pour risque d'OATF
- Classification de Ender pour le risque de déplacement
- Classification de Pauwels pour le risque de pseudarthrose
- Ne pas oublier : traitement de l'ostéoporose, reverticalisation, rééducation
- Prévention syndrome pos-chute, aménagement du domicile, prévention TVP
- Sujet âgé, avec mortalité de 30% à 6 mois
- Traitement toujours chirurgical

9 ITEM 257 : LESIONS LIGAMENTAIRES

- **<u>Lésions ligamentaires du genou :</u>**
  - × Entorse grave : lésion du pivot central (LCA, LCP)
  - × Testing en urgence impossible (douleur + hémarthrose)
    → Attelle, antalgiques, AINS, glace, repos
    → Nouvel examen à 10j
  - × Attention si luxation post du genou : artério en urgence
  - × Douleur du genou = examen des articulations sus et sous jacentes
  - × Devant une lésion ligamentaire, rechercher une lésion méniscale
  - × Examens : Radio F+P, défilé fémoro-patellaire, IRM sans urgence
  - × Complications d'une rupture de LCA non traitée :
  - × Instabilité, hydarthrose, lésion méniscale, arthrose
  - × Traitement :
    - Symptomatique puis rééducation
    - Puis si < 40 ans, motivé par la chirurgie : ligamentoplastie
    - Sinon rééducation prolongée
    - Rupture du LCP = chirurgie systématique
    - Si fracture de Segond (pathognomonique d'une rupture du LCA) : chirurgie systématique.

- **Syndrome méniscal :**
  - × Douleur de l'interligne, hydarthrose, dérobement, blocage
    → Luxation en anse de seau
  - × Examen clinique : Cri méniscal, Grinding test d'Appley
    → Testing ligamentaire systématique, examen de hanche
  - × Paraclinique : radio F+P, défilé fémoro patellaire, IRM
  - × Traitement :
    - Athroscopie du genou
    - Ménisquectomie la plus économique possible ou suture
    - En urgence si blocage aigu

- **Lésion ligamentaire de la cheville :**
  - × Critère d'Ottawa : radio de la cheville F+P et avant pied
  - × Jamais de cliché dynamique en urgence +++
  - × Traitement initial
    - GREC, contention : aircast + HBPM + antalgiques
  - × Gravité déterminée par la 2e consultation à J5
    - Douleur disparue = bénigne
      → arrêt contention, rééduc
    - Douleur supportable, boiterie = moyenne gravité
      → orthèse 3 semaines puis rééducation
    - Douleur insupportable, marche impossible = grave
      → botte plâtrée + orthèse 3 semaines puis rééduc

10 ITEM 283 : SURVEILLANCE D'UN MALADE SOUS PLATRE

- **Confection** :
  - × Articulations sus et sous-jacentes
  - × En position de flexion
  - × Revu à 48 h : informatiion O et E
- Plâtre : consolidation vs enraidissement.
- Education +++ surélever, ne pas mouiller, consulter si douleur

- **Syndrome des loges** : diagnostic clinique :
  - × Pouls présents, extrémités chaudes, douleur +++

- Tension muculaire, déficit sensitif puis moteur
  → Urgence : fendre le plâtre
    - Si douleur disparaît : compression simple
    - Si douleur persiste : syndrome des loges
      → aponévrotomie de décharge
- MTEV : HBPM si platre du membre inférieur (même si appui)
- Risque de compression du nerf sciatique poplité externe
- Recherche de déplacement secondaire à la radio

Orthopédie
Questions incontournables

Chapitre 16

1 Item 109 : Accident du travail

A – Quels sont les différents intervenants et leur rôle lors de la prise en charge d'un accident du travail ?

- **La victime :**
  - Informe son employeur dans les 24h
  - Envoie le volet arrêt de travail à son employeur
- **Le médecin :**
  - Remplit le formulaire d'accident du travail
- **L'employeur :**
  - Déclare l'accident du travail à la CPAM dans les 48h
  - Délivre la feuille d'accident du travail
  - Envoie une attestation de salaire à la CPAM

2 Item 201 : Fractures

A – Quelles sont les complications aigues des fractures ?

- **PPNOT**
  - **P**eau : lésions cutanées, fractures ouvertes
  - **P**ouls : lésions vasculaires
  - **N**erf : lésions nerveuses, déficit, paresthésie, compression
  - **O**s : fractures associées
  - **T**endon : lésions tendineuses et ligamentaires

B – Quel est le traitement chirurgical d'une fracture ?

- **ROCIR**
  - **R**éduction : manœuvres externes, contrôle scopique
  - **O**stéosynthèse
  - **C**ontention
  - **I**mmobilisation
  - **R**ééducation

C – Quel est le traitement d'une entorse ?

- **GREC** :
  - × **G**lace
  - × **R**epos
  - × **É**lévation
  - × **C**ontention

Pédiatrie
Flash items tombables

Chapitre 17

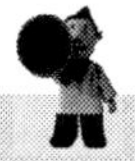

POINTS CLES DERNIERES MINUTES

- Poids / âge et poids sur l'ordo
- **AVC** : **A**ccord parental / **V**accin / **C**arnet de santé Vaccin
- Périmètre crânien
- Consultation a 48h devant toute infection
- Éducation des parents / guidance
- Éviction scolaire / crèche
- Recherche de modification du comportement
- Dvlp staturo-pondéral / psychomoteur
- Recherche trouble sensoriel : ophtalmo / auditif
- Rechercher la maltraitance

1 ITEM 32 : DEVELOPPEMENT PSYCHOMOTEUR

- **Dates limites d'acquisition** :
  - × Suivi oculaire sur 90° : < 2 mois
  - × Tenu de la tête : < 3 mois
  - × Attrape des objets : < 5 mois
  - × Assis sans appui : < 9 mois
  - × Dit papa-maman : < 14 mois
  - × Marche seul : < 18 mois
  - × Ecrit son nom en lettes capitales : fin moyenne section
- **Indication du bilan orthophonique à 3-4 ans** :
  - × Pas de langage intelligible
  - × Pas de structure grammaticale
  - × Troubles de la compréhension

- **FdR des troubles de l'intéraction mère enfant :**

En période prénatale	En période périnatale
Maladie ou handicap moteur Antécédents psychomoteurs Grossesse antérieure non suivie Déclaration de grossesse tardive Mère adolescente Isolement social Rupture avec le père	Prématuré Trouble psy puerpéral Hospitalisation néo natale du bébé Dépression du post-partum Malformation, pathologies somatiques, sensorielles du bébé Décès dans la fratrie Conditions socio économiques défavorables

- **Trouble envahissant du développement : Autisme :**
  - × Diagnostic clinique : trépied :
    - Troubles de la communication
    - Troubles des interactions sociales (socialisation)
    - Intérêts restreints, stéréotypie.
  - × Evaluer dans un « centre de ressource autisme »
    - Retard mental associé +++
    - Epilepsie fréquente ≈ 50%

    → donc : bilan psychologique, orthophonique, psychomoteur
  - × Examens complémentaires : pour éliminer DD ou associé, éliminer organicité /
    - Examen neurologique + EEG veille / sommeil
    - IRM cérébrale
    - Examen ORL : audiogramme
      → Toujours éliminer trouble sensoriel
    - Examen ophtalmologique → éliminer trouble sensoriel
    - Bilan génétique orienté pour points d'appel → ne pas oublier x fragile → caryotype
    - Bilan neuro-métabolique
  - × Pronostic lié au retard mental, au développement du langage, précocité de prise en charge
    - Prise en charge pluridisciplinaire
    - Structure spécialisée, HDJ ambulatoire
    - Soins psychothérapiques et de rééducation : ortho, psychomoteur, kiné

- Accompagnement scolaire +++, auxiliaire, milieu ordinaire +++
- Traitements médicamenteux rares
- Social : 100%, AEEH, MDPH...
- Accompagnement des parents +++

2 ITEM 34 : BESOINS NUTRITIONNELS

- Préparation d'un biberon : 1 cuillère pour 30 ml d'eau
- Quantité quotidienne de lait en ml (poids en g / 10) + 200
- Prévention du risque carieux si risque faible :
  - × Topique +++ → brossage dès les premières dents et concentration de fluor ↑ avec l'âge
  - × Pas de fluor systémique

3 ITEM 37 : MALTRAITANCE

- Sévices physiques, psychiques, sexuels, par procuration, carence de soins
- Approche pluridisciplinaire : pédiatrique, pédopsychiatrique, sociale
  - × Examen clinique corps entier → lésions cutanées, fractures, HSD, viscérales, dénutrition, hypotrophie → photo des lésions !
- Certificat médical initial +++
- Eliminer trouble de la coagulation : NFS + P, TP-TCA, groupe
- Radiographie du squelette entier
- Si viol : urgence médico-légale → prélèvements locaux, sérologiques, HCG si pubère.
- Maltraitance psychologique plus difficile à diagnostiquer
- En cas de doute → hospitalisation
- Si sévices graves ou danger :
  - × Hospitalisation puis concertation
  - × Information des parents
  - × ± signalement judiciaire au procureur avec OPP

4 ITEM 38 : PUBERTE NORMALE ET PATHOLOGIQUE

- Pilosité pubienne précoce : < 8 ans si fille, < 9 ans si garçon
- **Puberté précoce :**
  - × Bourgeon mammaire < 8 ans si fille
  - × Augmentation de volume testiculaire < 10 ans si garçon
- **Retard pubertaire :**
  - × Pas de bourgeon mammaire > 13 ans si fille
  - × Pas d'augmentation du volume testiculaire > 14 ans si garçon

5 ITEM 42 : TROUBLES DU COMPORTEMENT ALIMENTAIRE

- **Anorexie mentale** : attitude thérapeutique :
  - × Critères d'hospitalisation :
    - Perte de > 2 kg/semaine
    - Aphagie, Refus de boire
    - Lipothypie, malaise orthostatique
    - Epuisement évoqué par le patient
    - IMC< 14
    - Ralentissement idéique ou verbal
    - Syndrome occlusif
    - Bradycardie / tachycardie
    - Hypotension artérielle < 80
    - Hypothermie
  - × Critères biologiques d'hospitalisation :
    - Cétonurie, hypoglycémie <0.6g/l
    - Troubles HE: hypoK, sodium, phosphorémie → Attention refeeding syndrome
    - ↑ créatine = fonte musculaire
    - Cytolyse hépatique
    - Leuconeutropénie
    - Thrombopénie

- **Tentative de suicide chez l'adolescent** : craindre une récidive à court terme devant :
  - Intentionnalité
  - Antécédents de tentative de suicide
  - Pas de facteur déclenchant explicite
  - Pathologie psychiatrique sous jacente
  - Abus sexuel, maltraitance
  - Conduites violentes, comportement à risque, drogue, alcool

7 ITEM 76 : CALENDRIER VACCINAL

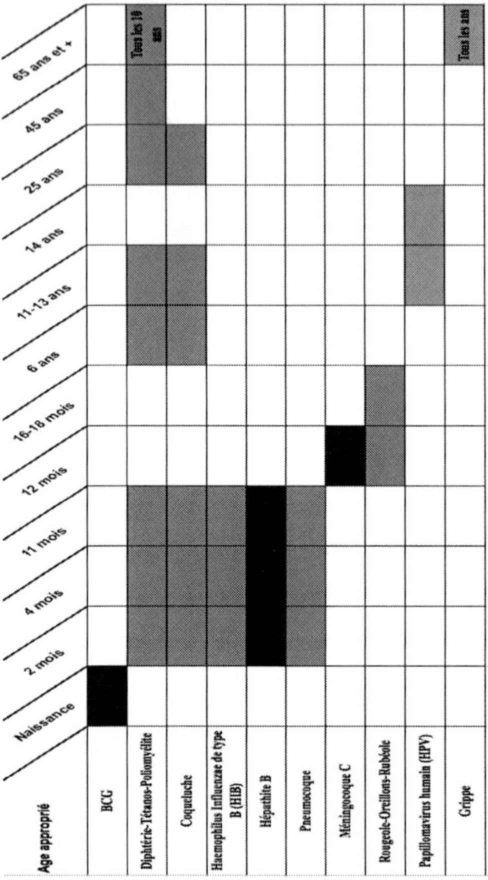

8 ITEM 77 : ANGINES

- **<u>Diagnostiquer un SGA chez l'enfant</u>** :
  - × TdR indispensable
  - × Pas d'angine à SGA avant trois ans !!

- **Traitement de l'angine à SGA :**
  - Amoxicilline PO : 50 mg/kd/jour pendant 6 jours
  - Si allergie à la pénicilline sous C3G : Cefpodoxime
  - Si contre indication aux Beta-lactamines : macrolide
- **On suspecte une complication cervicale devant :**
  - AEG
  - Syndrome septique sévère
  - Unilatéralisation des symptômes
  - Trismus
  - Torticolis
  - Tuméfaction latéro-cervicale
  - Inflammation cutanée
  - Dyspnée

9 ITEM 90 : INFECTIONS NASOSINUSIENNES

- **Tableau clinique d'une ethmoïdite aigue extériorisée :**
  - Œdème palpébral unilatéral, rouge, chaud, douloureux, paupière supérieure et angle interne de l'œil
  - T°> 39° + AEG
  - ± obstruction nasale et mouchage purulent
- **Antibiothérapie d'une sinusite maxillaire de l'enfant :**
  - Amoxicilline en première intention 8 à 10 jours

10 ITEM 94 : MALADIES ERUPTIVES DE L'ENFANT

- **Syndrome de Kawasaki :**
  - Fièvre > 5 jours, résistante au traitement
  - **≥ 4 parmi :**
    - Erythème palmo-plantaire
    - Enanthème : langue framboise, chéilite
    - Exanthème
    - Conjonctivite bilatérale non purulente
    - Adénopathie cervicale > 1.5 cm

- Exclusion d'autres diagnostics

- **Conduite à tenir en cas de contage de rougeole pour :**
  - × Enfant ≥ 1 an non vacciné : Vaccin dans les 72 heures → mise à jour calendrier vaccinal
  - × ≤ 6 mois : Ig polyvalentes recommandées, si exposition à un cas confirmé
  - × De 6 à 8 mois :
    - Vaccin monovalent dans les 72 heures
    - Ig polyvalentes si exposition à un cas confirmé → décaler le vaccin de 12 mois après Ig sinon il est inefficace

11 ITEM 98 : OTITES

- **Antibiothérapie dans l'OMA purulente du nourrisson :**
  - × Amoxicilline en première intention
    - 8-10 jours si < 2 ans
    - 5 jours si ≥ 2 ans

- **Attitude si échec du traitement de première intention de l'OMA purulente du nourrisson :**
  - × Si amoxicilline initial : augmentin®
  - × Si 2e échec :
    - Avis ORL pour discuter paracentèse et bactériologie
    - Traitement probabiliste en attendant par Augmentin® ou ceftriaxone

12 ITEM 144 : CANCERS DE L'ENFANT

- Jamais de biopsie d'un néphroblastome : diagnostic de présomption +++
- **Dans le cadre d'un neuroblastome :**
  - × Augmentation des catécholamines urinaires
  - × Hépatomégalie : Syndrome de Pepper
  - × Hématome en lunettes : syndrome de Hutchinson

- × Faire scinti au MIBG, myélogramme et BOM
- × Rechercher le marqueur N-myc à l'anapath

13 ITEM 193 : DETRESSE RESPIRATOIRE

- Signes de détresse respi de l'enfant : **BB tire en geignant** :
  - × **B**attement des ailes du nez
  - × **B**alancement thoraco abdominal
  - × **T**irage
  - × **En**tonoir xyphoidien
  - × **G**eignements

14 ITEM 195 : DOULEURS ABDOMINALES DE L'ENFANT

- **Douleurs abdominale aigues de l'enfant < 6 mois :**
  = invagination intestinale aigue JPDC
  - × Ne pas oublier examen des orifices herniaires et OGE pour orifices herniaires et torsion
- **Suspicion d'appendicite :**
  - × Echographie abdominale en première intention
  - × DD : adénolymphite mésentérique

15 ITEM 203 : FIEVRE CHEZ L'ENFANT

- Une fièvre néonatale est une infection maternofoetale JPDC
  → Viser E.coli K1, strepto B, listéria
  → Amox + C3G + aminoside
- Une crise convulsive fébrile avant 1an = méningo encéphalite jusqu'à preuve du contraire

16 ITEM 210 : MORT SUBITE DU NOURRISSON

- **Facteurs associés à la MSN :**
  - × Position de couchage, Tabagisme passif

- Environnement de couchage : lit, turbulette, pas de couverture, aérer
- Partage du lit, de la chambre
- Repérage précoce des symptomes
- Vacciner les enfants, Tétine = protecteur

17 ITEM 267 : OBESITE DE L'ENFANT

- IMC > 97e percentile = surpoids
- $3^e \leq$ IMC < 97e = corpulence normale
- IMC < 3e = insuffisance pondérale
- Diagnostics différentiels de l'obésité commune :
  - Obésité endocrinienne : ↓ statural : hypothyroïdie, hypercorticisme, déficit en GH
  - Obésité syndromique (avec dysmorphie)

18 ITEM 320 : ICTERE

- Tout ictère de moins de 24h doit être exploré → IMF JPDC
- Risque ictère nucléaire → séquelles neurolo (bili libre)
- Savoir évoquer : hémolyse, hypothyroïdie
- Atrésie des voies biliaires (bilirubine conjuguée : ictère choléstatique → chirurgie)
- Le plus souvent bénin → bilirubine libre
- Traitement : photothérapie, perfusion d'albumine, exsanguino transfusion

19 ITEM 345 : VOMISSEMENTS

- Tout accès de vomissement chez un nourrisson est une occlusion JPDC : volvulus ou invagination
- Deux causes de vomissement sans fièvre :
  - HTIC, Acidocétose diabétique
- Examen complet biologique pour maladie cœliaque
  - IgA anti transglutaminase + IgA total ± anti endomysium

Pédiatrie
Questions incontournables

Chapitre 17

1 Item 17 : Diabete prealable a la grossesse

A – Quels sont les risques encourus par un bébé né de mère diabétique ?

- Malformation : hypertrophie septale et autres
- **Macrosomie :**
  - × Risque obstétricaux : dystocie, fracture, plexus brachial
  - × Néonatal : hypocglycémie par hyperinsulinisme !!
  - × Attention gros bébé très fragile
  - × MMH, hypocalcémie

2 Item 20 : Risques foetaux

A – Quels sont les anomalies associées au syndrome d'alcoolisation fœtale ?

- RCIU
- Dysmorphie faciale +++ : philtrum long et convexe ; levre supérieure fine, oreilles basses
- Microcéphalies
- Retard mental
- Trouble du comportement social (asso avec précarité)
- Malformations cardiaque, oculaire, rénales associées

3 Item 21 : Prematurite

A – Quels sont les risques liés à la prématurité ?

- **Risque respiratoire :**
  - × Maladie membranes Hyalines (MMH) : déficit en surfactant → instillation de surfactant

  - Apnées du prématuré → caféine :
    → Risque d'évolution vers dysplasie broncho-pulmonaire
  - MMH prévenue par la corticothérapie prénatale
- **Risque neurologique :**
  - Hemorragie intra-ventriculaire
  - Leucomalacie péri-ventriculaire → handicap neurologique
    → Infirmité motrice cérébrale
- Risque digestif : Entérocolite ulcéro-nécrosante
- Hypothermie
- Infection, ictère, rétinopathie, psy
  → Suivi respi avec bronchiolites graves et hyper réactivité bronchique
  → Suivi neurologique et et de la croissance au long cours

4 ITEM 23 : EVALUATION D'UN NOUVEAU NE

A – Quelles pathologies sont dépistées par le test de Guthrie à J3 de vie ?

- Phénylcétonurie
- Hypothyroidie
- Hyperplasie congénitale des surrénales
- Mucovicidose
- ± Drépanocytose

B – Quel score permet d'évaluer la viabilité d'un nouveau né et les éléments qui le composent ?

- **Score d'APGAR : Rêve qui colore ton réveil**
  - Rêve : Respiration : mouvements respiratoires
  - Qui : Fréquence cardiaque
  - Colore : Coloration cutanée
  - Ton : Tonus musculaire
  - Réveil : Réactivité aux stimuli

5 ITEM 24 : ALLAITEMENT

A – Quels sont les bénéfices de l'allaitement ?

- Enfant :
  - Cognitif
  - ↓ des infections digestives, ORL, respiratoires
  - ↓ des risques allergiques
  - TA et cholestérol ↓ baisse à l'adulte
  - ↓ Obésité
- Mère :
  - ↓ de poids plus rapide
  - ↓ le risque de cancer du sein et ovaires
  - ↓ le risque d'ostéoporose

B – Quelles sont les CI de l'allaitement ?

- VIH, tuberculose bacillifère
- Médicaments : ISRS, AVK…
- Abcès mammaire
- Psychose puerpérale

6 ITEM 32 : DEVELOPPEMENT PSYCHOMOTEUR

A – Quelle pathologie évoquer devant des cauchemars d'apparition récente chez l'enfant ?

- Oxyurose

7 ITEM 36 : RETARD DE CROISSANCE

A – Quelles sont les différentes étiologies de retard de croissance staturo-pondéral ?

- **GNMP :**
- **G**énétique :
  - Mucovicidose
  - Syndrome de Turner

    - × Petite taille constitutionnelle
- **N**utritionnel :
    - × Carence d'apport
    - × Mucovicidose
    - × Maladie coeliaque
    - × Allergie aux protéines de lait de vache
- **M**étabolique :
    - × Hypothyroidie
    - × Déficit en GH
    - × Syndrome de Cushing
    - × Insuffisance rénale chronique
- **P**sychiatrique :
    - × Anorexie
    - × Maltraitance

8 ITEM 78 : COQUELUCHE

A – Quand et comment traiter une coqueluche par antibio ?

- Dans les trois premières semaines d'évolution : Azithromycine : 3 jours ;
- Isoler le patient !
- Pour l'entourage : dépister et traiter
    - × Recherche tousseurs
    - × Antibiothérapie préventive aux sujets asymptomatiques non vaccinés +++
    - × Mettre à jour la vaccination
    - × Information

9 ITEM 92 : INFECTIONS OSTEOARTICULAIRES

A – Quel est le meilleur signe de spondylodiscite chez l'enfant ?

- Pleurs systématiques en position assise +++

10 ITEM 93 : INFECTIONS URINAIRES

A – Quel antibiothérapie utiliser en 1ère intention en cas de pyélonéphrite chez l'enfant ?

- Amikacine en monothérapie

11 ITEM 113 : ALLERGIES DE L'ENFANT

A – Quand réalise-t-on des tests allergologiques chez un enfant souffrant de dermatite atopique ?

- Retentissement staturo-postural
- Echec de traitement
- Manifestation associée : respiratoire, alimentaire

B – Quand réalise-t-on une exploration allergo chez un enfant asthmatique ?

- Enquête allergologique chez tout asthmatique ≥ 3 ans
- Prick test pour pneumallergènes domestiques, moisissures
- Pas d'Ig E total après trois ans
- Test multi-allergiques que si Prick test impossible

12 ITEM 203 : FIEVRE CHEZ L'ENFANT

A – Quel est votre prise en charge symptomatique d'un enfant fébrile ?

- Lutte contre l'inconfort
- Mesures physiques +++ : hydrater, aérer, découvrir,
- **Pas** de bain +++
- Médicamenteux : paracétamol
- Information des parents

13 ITEM 303 : DIARRHEE CHRONIQUE

A – Quel lait utiliser en cas d'APLV ?

- Reprise de l'allaitement maternel si possible +++

- Si au cours de l'allaitement maternel : exclusion des PLV chez la mère → disparition des symptomes < 1 semaine
- Si pas d'allaitement maternel → hydrolysat de PLV poussé

Pneumologie
Flash items tombables

Chapitre 18

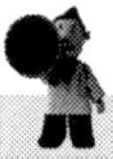

POINTS CLES DERNIERES MINUTES

- ARRET DU TABAC / Aide au sevrage / Fagerström
- Vaccination pneumocoque, haemophilus, grippe
- Education (asthme, BPCO) / éviction facteur déclenchant / bilan allergo
- CI des TTT dépresseur respiratoire / anti-tussifs / bronchoconstricteurs / BZD
- EFR / Dépistage SAOS (=FRDCV)

1 ITEM 86 : PNEUMOPATHIES

- Diagnostic clinique + radiologique
- Si pas de crépitants ni de dyspnée : c'est une bronchite
- Microbiologie seulement pour les formes graves
- Le diagnostic doit être confirmé par la radiographie thoracique → indispensable
- Douleurs thoraciques + crépitants (foyer) + fièvre + polypnée + tachycardie
- Attention : symptôme atypique chez le sujet âgé → Radiographie thoracique
- Bronchite : pas de radiographie thoracique et pas d'antibiotique

- **Pneumopathie** : bilan en plus de la radio de thorax :
  - × En ville : rien
  - × Si hospitalisation : ECBC, hémoculture, PAS d'antigénurie sauf épidémie
  - × Si réanimation : hémoculture, sécrétions trachéales, antigénurie

- × Fibroscopie + LBA seulement si ID ou échec du traitement
- × < 50 ans, pas de comorbidité et pas de SdG
  → pas d'examens biologiques et traitement à domicile

- **CRB 65** : **C**onfusion, **R**espiration > 30/mn, **B**lood pressure < 90 mmHg, > **65** ans
  → si 0 = ambulatoire ; si ≥ 1 → évaluation à l'hopital +++

- **ECBC** :
  - × Critères de validité du direct : : ≥ 25 PNN/ champ et < 10 cellules épithéliales/champ
  - × Souvent impossible chez sévères, impossible si le malade ne tousse pas
  - × Validité < 50% avec kiné +++

- **Antibiothérapie** : urgente, toujours active sur S pneumoniae, consultation, contrôle à 48 h avec radio
  - × Jeune sans signe de gravité : Amoxicilline +++ ou macrolides (si atypique), à la domicile
  - × Grave (en réa): C3G + macrolides ou quinolone (pour la légio et germes atypiques) ± métrodinazole si anaérobie
  - × Augmentin si :
    - Inhalation / BPCO, âgé ou coM, abcès pulmonaire

- Fumeur ou BPCO qui fait une pneumopathie :
  → Radio de contrôle, TDM, fibroscopie
  → Peut être un mode de révélation du cancer
- Radio thoracique systématique en fin de traitement
- Vaccin anti pneumocoque dès qu'il y a une maladie chronique
- Pleurésie purulente = drainage

2 Item 135 : Embolie pulmonaire

- **Probabilité clinique indispensable +++ :**
  → Si faible-moyenne : D-dimères
  → Si forte : pas de D-dimères et anticoag avant l'angioTDM +++
- Avant la TDM : créatinine, allergie, probabilité clinique

- Grossesse : D-dimères et doppler veineux avant puis TDM possible
- Si signes de TVP ET EP : écho-doppler des membres inférieurs en 1ère intention et s'il est positif : fait le diagnostic
- TDM négatif = pas d'embolie pulmonaire

- **Traitement** :
  - HNF (TCA, héparinemie, plaquettes) si DFG < 30
  - Si DFG > 30 : plutôt HBPM
  - Relai précoce AVK sauf si choc (à J5), éducation sous AVK ! (pas d'AVK si cancer)
  - Fibrinolyse seulement si état de choc (EP massive)
  - Filtre cave seulement si contre indication des anti-coagulants / ou récidive sous anticoagumant / ou hémorragie grave sous anti-coagulants
  - Récidive d'EP ou TVP à une semaine de traitement → Contrôle des plaquettes pour TIH type II
  - AVK pendant 6 mois, si récidive : à vie
  - HNF si grave ou risque hémorragique ou IRC
  - Si embolie pulmonaire en choc et CI fibrinolyse → Embolectomie

- **Au décours :**
  - Recherche thrombophilie si < 60 ans et MTEV non provoquée → Prot C, S, AT, mutation facteur V, mutation facteur II (accord éclairé)
  - Anticorps anti cardiolipine, antigoagulant circulant
  - Recherche de cancer !! interrogatoire, examen clinique complet, recherche orientée

3 ITEM 157 : CANCERS DU POUMON

- TNM :
  - T si envahit le voisinage ou carène = T4

    - N1 hilaire, N2 médiastin homolatéral ou sous carénaire, N3 si médiastin controlatéral → inopérable

- Si local → opérable + radiothérapie s+ chimiothérapie
- Si non opérable : radiothérapie chimiothérapie (dès N2)
- Si métastase : chimiothérapie, palliatif
- **Pour diagnostic** :
    - Fibroscopie, ponction transthoracique, chirurgie en fonction de la localisation
    - Si ADP paratrachéale → médiastinoscopie avec anapath

- Chirurgie : lobectomie + curage + anapath ; ne pas oublier : soins de support ++

- **Bilan** :
    - Fibroscopie + biopsie
    - TDM thoracique + digestif + abdominal
    - IRM cérébrale
    - PET scan systématique ; scinti osseuse si non disponible
    - BOM si petites cellules
    - Pas de marqueurs !
    - Etat général : OMS, fonction rénale ; bilan CV
    - EFR indispensable pour chirurgie et radiothérapie ++
- Polychimio séquentielle

- Cancer bronchique : recherche mutation EGFR sur les biopsies pour réponse aux inhibiteurs tyrosine kinase
- **Amiante** = maladie professionelle : FIVA

4 ITEM 226 : ASTHME

- Dyspnées sifflantes, nocturnes, crises, antécédents familiaux
- Atopie : autres manifestations → **PAREO** !
    - **P**rurit, **A**nosmie, **R**hinorrhée, **E**ternuement, **O**bstruction nasale

- **EFR** :

- × TVO : VEMS/CVF <0.7
- × Réversible sous β2 : + 200 ml ou ↑ de 12% du VEMS
- Radiographie thoracique systématique à la première crise pour diagnostic différenciel notamment lymphome, IC...
- Si tableau atypique, recherche HRB : VEMS -20% au test à la métacholine (CI si obstruction basale)
- Bilan allergo systématique : prick test pneumoallergènes
- IgE sériques non recommandées sauf Ttt anti IgE et ABPA

- **Objectif** : contrôle de l'asthme +++ :
  - × < 4 utilisation de β2 par semaine
  - × Activité normale, < 1 crise nocturne/ sem
  - × VEMS normal ; pas d'absentéisme, pas d'exacerbation → non controlé si ≥ un critère non respecté.
- Asthme intermittent si < 1/semaine, persistant si ≥ 1 / semaine

- **Programme en 6 points +++ :**
  - × Education, école de l'asthme, prise des aérosols
  - × Evaluer et mesurer la sévérité, prendre le DEP
  - × Eviction des FD et facteurs aggravants
  - × Plan personnalisé thérapeutique au long cours
  - × Protocole de conduite à tenir en cas d'urgence, écrit
  - × Suivi régulier
- CI des β-bloquants et AINS

- Traitement : **FECES**
  - × **F**ond CSI de fond ± β2 de LDA ± corticothérapie PO, step up/step down
  - × **E**viction des FD
  - × **C**rise : DEP puis Beta 2 CDA ; insister sur l'éducation du traitement de fond
  - × **E**ducation
  - × **S**urveillance
  - × Anticorps anti IgE Omalizumab : >12 ans, asthme allergique (IgE), non contrôlé sous traitement optimal.

- **Asthme aigu grave :**
  - × β2 en nébulisation 5 mg/20 mm + O_2 + cortico IV 1 mg/kg puis 10 jours PO avec arrêt brutal + anticholinergique (bromure d'ipratropium), pas de kiné !
  - × Reprendre l'éducation ! recherche de FD, vérification observance !!
  - × Risque de récidive → step up si bonne observance
  - × Ventilation mécanique en dernier recours : !! barotraumatisme : pneumothorax
  - × Après AAG révélateur de la maladie → CSI + β2 de LDA en fond et éducation +++

5 ITEM 227 : BPCO

- **TVO** : VEMS/CVF < 70% non réversible après β2 mimétiques
- Stades : I si VEMS ≥ 80%, II si 50-80%; III si 30-50 %, IV si VEMS < 30 % ou < 50% + Insuff respi ou IVD

- Mauvais pronostic : facteur pronostique de **BODE**
  - × **B**MI : état nutritionnel → BCPO qui maigrit, c'est qu'il n'arrive plus à respirer (ou cancer)
  - × **O**bstruction VEMS +++
  - × **D**yspnée
  - × **E**xercice : test marche de 6 mn
- Facteurs de risque : tabac, pollution intérieure (chauffage bois..) exposition professionnelle, pollution extérieure
- Pathologies associées : IDM, infection, dépression, diabète

- **Traitement** :
  - × Arrêt du tabac, reclassement professionnel
  - × Bronchodilatation
    - Beta 2 LDA + CDA ++
    - Anticholinergique
  - × CSI pour stades III et IV et exacerbations fréquentes
  - × Pas de corticothérapie systémique au long cours, seulement si exacerbation sévère

- Vaccination antigrippale et anti-pneumococcique +++
- Réhabilitation respiratoire +++
- Education
- Kiné respiratoire
- Prise en charge nutritionnelle
- Prise en charge psychosociale, éviction FD
- ± OLD ≥ 15h par jour
    - P_aO_2 < 55 mmHg en air ambiant à l'état stable
    - P_aO_2 < 60 mmHg et désaturation nocturne ou IVD ou HTAP ou polyglobulie
- Les deux seuls traitements qui augmentent la survie :
    - Arrêt du tabac
    - OLD
    - Le reste améliore juste la qualité de vie.
- Discuter l'exérèse chirurgicale des grosses bulles d'emphysème
- Exacerbation :
    - Dyspnée d'effort ou VEMS < 50% → antibiotique : amoxycilline
    - Dyspnée de repos ou VEMS < 30% → antibiotique : augmentin
    - Pas de dyspnée ou VEMS > 50% → pas d'antibiotique
    - Pour VEMS < 50% → antibiotique si expectoration purulente ++
- Ne pas oublier la prévention TVP chez les BPCO en exacerbation
- Objectif de sat 88-92% sinon intox à l'O_2

Pneumologie
Questions incontournables

Chapitre 18

1 ITEM 120 : PNEUMOPATHIES INTERSTITIELLES

A – Quelles étiologies évoquez vous devant une PID ?

- **CAMPING VCI**
  - **C**ardiaque : OAP…
  - **A**llergie : pneumopathie d'hypersensibilité
  - **M**édicament : cordarone, métothrexate, bléomycine
  - **P**neumoconioses : asbestose, silicose …
  - **I**nfectieuses : BK, pneumocystose, VIH, virales, atypiques
  - **N**éoplasiques : lymphangite carcinomateuse, lymphome
  - **G**ranolumatoses : sarcoïdose, hystiocytose
  - **V**ascularités : Horton…
  - **C**onnectivites : sclérodermies, etc…
  - **I**diopathiques : fibrose pulmonaire idiopathique

2 ITEM 124 : SARCOIDOSE

A – Quelles est l'histologie que l'on retrouve dans la sarcoidose ?

- Granulome tuberculoide (épithélioide et gigantocellulaire) **SANS** nécrose caséeuse

3 ITEM 227 : BPCO

A – Quels sont les 2 seuls traitements qui augmentent la survie dans la BPCO ?

- Arrêt du tabac
- OLD

4 ITEM 254 : INSUFFISANCE RESPIRATOIRE CHRONIQUE

A – Quelles sont les indications de l'oxygénothérapie de longue durée ?

- OLD ≥ 15h par jour
  - P_aO_2 < 55 mmHg en air ambiant à l'état stable
  - P_aO_2 < 60 mmHg et désaturation nocturne ou IVD ou HTAP ou polyglobulie
  - Arrêt du tabac indipensable +++ (risque de combustion)

B – Quel est le critère diagnostique de l'insuffisance respiratoire chronique ?

- PaO2 **< 70mmHg** en air ambiant à l'état stable sur 2 GDS à ≥ 3 semaines d'intervalle

5 ITEM 317 : HEMOPTYSIES

A – Quelles sont les causes les plus fréquentes d'hémoptysie ?

- **ABCDE**
  - **A**spergillose
  - **B**K
  - **C**ancer
  - **D**ilatation des bronches
  - **E**mbolie pulmonaire

Psychiatrie
Flash items tombables

Chapitre 19

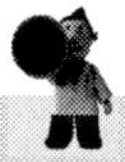

POINTS CLES DERNIERES MINUTES

- Recherche d'organicité et d'une cause toxique
- Evaluation et prévention du risque suicidaire
- Rupture avec l'état antérieur / retentissement
- Contrat thérapeutique / motivation du patient
- SPDT/SPDRE en secteur +++
- Sauvegarde de justice/curatelle/tutelle = mesure de protection
- Délire = MST AIDS R
- Addiction / dépression secondaire / Désinsertion
- Toujours penser à la pharmacopsychose / bilan pré lithium / lithémie
- Prévenir le virage maniaque et la levée d'inhibition
- Bilan pré-thérapeutique des neuroleptiques : T° / ECG / Sd métabo
- Psychoéducation / médico-psycho-social / réinsertion socio-pro
- Contraception efficace
- Complications : DASS

1 ASTUCES

- Dans les complications en psy : toujours **DASS :**
  - **D**epression
  - **A**ddictions
  - **S**uicide
  - **S**ocio-professionnelle (désinsertion)
- Caractériser un délire : **MST AIDS R :**
  - **M**écanisme : imaginatif, hallucinatoire, interprétatif…

- × **S**ystématisation : cohérence interne du délire
- × **T**hème : pérsécution, mégalomaniaque, messianique…
- × **A**dhésion : convition, critique du délire
- × **I**mplication affective : ressenti émotionnel
- × **D**urée : aigu ou chronique (6 mois)
- × **S**ecteur ou réseau
- × **R**ichesse

- **La priorité est toujours au somatique :**
  - × Toujours rechercher une cause organique et toxique
  - × Examen neurologique systématique
  - × Imagerie cérébrale (ne retarde pas le ttt), dans les troubles de l'humeur résistants, bipolaires et psychotiques
  - × Penser au somatique également devant tout épisode inhabituel

2 ITEM 9 : HOSPITALISATION SOUS CONTRAINTE

- **Loi du 5 juillet 2011**
- Par n'importe quel médecin
- En revanche certificat de maintien par psychiatre
- **Conditions :**
  - × Pas de consentement possible
  - × Nécessité de soins en urgence et surveillance
- En plus pour ASPDRE (article L3213-1) :
  - × Trouble à l'ordre public ou sécurité des personnes
    → Toujours si délire paranoïaque et crime
- ASPDT : article L3212-1 du code de santé publique
- Nouveau : multiplication des certificats :
  - × 24h, 72h, J8, J15, mensuels
  - × Avis systématique du juge des libertés à J15
  - × Programme de soins ambulatoire sous contrainte
- Ne pas oublier examen somatique obligatoire

3 ITEM 44 : RISQUE SUICIDAIRE

- Toujours évaluer et prévenir le risque suicidaire en psy +++
- Évaluation : **SUICIDERAS**
  - × **SO**uffrance intérieure avec dévalorisation
  - × **U**tilisation de moyens létaux (disponibilité)
  - × **I**ntentionnalité, expression d'idéation suicidaire
  - × **C**onduite suicidaire
  - × **I**mpulsivité
  - × **D**épression
  - × **E**venement précipitant
  - × **R**upture de soins, inobservance
  - × **A**tcd personnels ou familiaux de TS ou de patho psy
  - × **S**outiens absents

- Ou **RUD** :
  - × **R**isque : FdR primaires, secondaire, tertiaires
  - × **U**rgence : état actuel du patient
  - × **D**angerosité : moyens létaux, scénario établi

4 ITEM 45 : ADDICTIONS

- **Prise en charge addictologie standardisée : 10 points :**
  - × Pluridisciplinaire et globale : médico-psycho-sociale
  - × Evaluation de la dépendance, de la motivation
  - × Contrat thérapeutique
  - × Sevrage brutal
  - × Traitement symptomatique du syndrome de sevrage
  - × Traitement substitutif
  - × Psychothérapies, entretien motivationnels
  - × PeC des comorbidités et coaddictions
  - × Réinsertion socio-professionnelle (indispensable)
  - × Suivi post cure

5 Item 52 : Mesures de protection des personnes

- **Sauvegarde de justice :**
  - × Peut être demandée par toute personne pour tout intérêt à la personne déficiente.
  - × Valable un an, renouvelable une fois
  - × La personne doit être entendue par le juge, sauf urgence
    → Certificat médical doit être adressé au procureur ou d'ordre judiciaire
    → Ne pas oublier car la responsabilité est engagée en cas d'oubli !!
  - × Pour les maniaque et psychotiques

- **Tutelle :**
  - × Instruction de la demande auprès du juge des tutelles : audition, consultation de la famille
  - × Certificat médical par spécialiste
  - × Personne à protéger elle-même ou de toute personne

6 Item 177 : Psychotropes et therapeutique

- Choix de l'anti dépresseur : IRS puis $IRSN_a$ puis tricyclique justifié par des effets secondaires croissants
  - × Choix ISRS en première ligne, discuter tricyclique si sévère, en l'absence de contre indication
  - × → Maintien 6 à 12 mois après rémission

- **ECT :**
  - × Crise convulsive par impulsions électriques, brève
  - × Sédaté et curarisé
  - × Efficace +++
  - × Indication :
    - Résistance au traitement AD et/ou contre indication
    - Risque vital : suicide ou refus alimentation (Cotard)
    - Dépression bipolaire avec risque de virage augmenté

- **Traitement de la dépression bipolaire :**
  - × Jamais de traitement anti-dépresseur sans traitement thymorégulateur !!
  - × Eviter $IRSN_a$ et tricycliques car plus de virage
  - × Si traitemet anti-dépresseur : durée brève
  - × Risques d'un traitement anti-dépresseur :
    - Virage de l'humeur
    - Accélération des cycles.

- **Co-prescription dans la dépression :**
  - × Anxiolytiques
  - × ATTENTION : BZD addictogène savoir utiliser NL sédatifs
  - × Traitement anti-psychotique si caractère psychotique, à visée anti productive jusqu'à la rémission
  - × Anti dépresseur au long cours si trouble dépressif récurrent

- **Traitement de la manie** : NPO sauvegarde de justice ++
  - × Thymorégulateur en urgence après BpT : lithium +++, Valproate de sodium
  - × Arrêt du traitement anti-dépresseur (si virage +++)
  - × Au long cours, minimum 2-5 ans.
  - × Anti psychotique si besoin à visée anti productive jusqu'à rémission
  - × Sédatifs et hypnotiques associés

- **Antipsychotiques** :
  - × Dose mini efficace
  - × Atypique si BDA
  - × Pas de NL d'action prolongée sans avoir validé la tolérance avec forme orale
  - × Traitement correcteur si besoin (Lepticur si sd pyramidal)
  - × Surveillance tension et métabolisme
  - × Syndrome malin :
    - Refroidir le patient, doser les CPK
    - Urgence : en réa

      - Dantrolène + agonistes dopaminergiques

- **Dispositif de réinsertion** : médico-psycho-social
  - × **C'est l'ojectif du traitement**
  - × Education thérapeutique
  - × Psychothérapie
  - × 100% ALD
  - × Reconnaissance du handicap
  - × Prise en charge de secteur : CMP

7 ITEM 199 : CONFUSION

- Désorientation temporo-spatiale
- Fluctuation +++, inversion du rythme nycthéméral
- Perplexité anxieuse
- Amnésie post-critique variable
- Hallucinations visuelles possibles

  → Ne relève pas de la psychiatrie JPDC sauf :
  - × Fugue dissociative
  - × Mélancolie stuporeuse
  - × Episode confus, délirant du post-partum (psychose purpuérale)
  - × Toxiques +++

  → même dans ces cas, la priorité est la recherche d'une cause organique

8 ITEM 278 : PSYCHOSE ET DELIRE CHRONIQUE

- **Psychoses :**
  - × Dissociatives : schizophrénie
  - × Non dissociatives :
    - Paranoïaques :
      - D'interprétation : Sérieux et Capgras
      - Passionnelles : érotomatie (espoir, dépit, rancune), jalousie

- Psychose hallucinatoire chronique
- Paraphrénie

- **Ne pas confondre :**
  - × Paranoïaque : type de trouble psychiatrique
  - × Paranoïde : type de délire
  - × Persécutif : thème

- **<u>Schizophrénie</u> :**
  - × Triade :
    - Délire paranoïde, hallucinations = symptômes positifs
    - Dissociation = désorganisation
    - Repli autistique = symptôme négatif
  - × Hallucination : perception sans objet à percevoir
    → ne peut pas être suspendue par la volonté
    - non critiquée : emporte la conviction
    - Acoustico verbales :
      - ▪ Psychosensorielles auditives : par les oreilles
      - ▪ Intrapsychiques : dans l'automatisme mental : dans la boite crânienne
  - × Clinique du patient halluciné :
    - Attitude d'écoute
    - Stratégie de compétition auditive : écouteurs, bonnet
    - Soliloquie
    - Injonctions hallucinatoires
    - Parasitage de la pensée, parasitage du discours

- **<u>Délire</u> :**
  - × Conviction intime inébranlable
  - × Bloc idéo affectif : impossible de relativiser
  - × Description : **MST. AIDS. R**
    - **M**écanisme :
      - ▪ Intuitif (toujours), hallucinatoire (psychosensoriel, intrapsychique)
      - ▪ Interprétatif, imaginatif
    - **S**ystématisation : crédible ou pas ?

- **T**hèmes :
  - Persécution, mégalomanie +++, messianique, filiation, mystique, hypochondriaque…
- **A**dhésion : critiques ?
- **I**mplication émotionnelle :
  - Quantitatif : faible/forte
  - Qualitatif : congruence, alternance.
- **D**urée : chronique si > 6 mois
- **S**ecteur ou réseau ?
- **R**ichesse / retentissement

× Détecter un délire dans un épisode thymique :
- Présence d'hallucinations
- Thèmes non congruents à l'humeur
- Construction à partir de l'intuition initiale :
  - Certitude absolue
  - Interprétatif (conjonction de coordination, interférence de chaines causales indépendantes) ou imaginatif

→ en dépend la prescription d'un neuroleptique.

- **Dissociation** : affective, comportementale, intellectuelle :
  - × Subjective : angoisse +++, impression que la pensée voire la cohérence du moi se désorganise.
  - × Discordance : expression comportementale du délire : toujours
  - × Dissociation idéo affective : sourire immotivé
  - × Langage : para/néologisme, schizophasie, fading, barrage
  - × Pensée : flou associatif, pensée hermétique, rationalisme morbide
  - × Moteur : paranimie, sourire immotivé, stéréotypie, maniérismes, bizarrerie +++
- **Repli autistique :**
  - × Repli social
  - × Déficit de théorie de l'esprit
  - × Persévération

- **Dépression** : (triade)
  - × **Tristesse** de l'humeur : pessimisme, anhédonie, asthénie, rumination, anxiété, culpabilité
  - × **Ralentissement** psychomoteur : Aboulie, hypomimie, bradykinésie, bradyphrénie, bradypsychie
  - × Trouble des **fonctions instinctuelles** (somatiques) : diminution de l'appétit, insomnie matinale précoce, diminution de la libido

    → Anxiété constante

    → Intention suicidaire à évaluer systématiquement
- **Mélancolie** : Indignité, culpabilitén incurabilité
- **Manie** : (triade)
  - × **Euphorie** : optimisme, hyperhédonie, énergie décuplée, sentiment de puissance, ludisme, jeux de mots, coq à l'âne, sentiment de puissance, idées de grandeur
  - × **Accélération** psychomotrice : hypermimie, tachykinésie, tachyphrénie, logorrhée, tachypsychie
  - × Trouble des **fonctions instinctuelles** (somatiques) : appétit augmenté, insomnie sans fatigue, libido augmentée
  - × Ne pas oublier le bilan IST (hypersexualité)
  - × Virage maniaque sous antidépresseurs = bipolaire type III

Psychiatrie
Questions incontournables

Chapitre 19

1 Item 41 : Troubles anxieux

A – Quels sont les critères requis pour parler d'un TOC ?

- Obsessions
- Compulsions ou rituels
- A l'origine d'une souffrance / restriction sociale
- Conscience du caractère pathologique des troubles

2 Item 45 : Addictions

A – Quelles étiologies évoquer devant une confusion aigue chez un alcoolique chronique ?

- Hypoglycémie
- Syndrome de Gayet-Wernicke
- Encéphalopathie hépatique
- Traumatisme, épilepsie
- Infection
- Délirium tremens
- Alcoolisation aigue (diagnostic d'élimination)

3 Item 47 : Psychologie medicale

A – Quel est le principal objectif de la psychologie médicale ?

- L'observance thérapeutique (La 1ère cause d'échec est l'inobservance +++)
  - Via le secret médical, l'empathie et le respect des mécanismes de défense

4 ITEM 70 : DEUIL NORMAL ET PATHOLOGIE

A – Quelles sont les séquences d'un deuil normal ?

- Sidération et hébétude
- Symptome d'allure dépressive
- Résolution/soulagement en environ 6 mois

B – Quel est la définition d'un deuil pathologique ?

- Apparition d'un trouble psychiatrique caractérisé au cours du deuil

5 ITEM 183 : VIOLENCES SEXUELLES

A – Quelle est votre prise en charge face à une victime de violences sexuelles ?

- Ne pas détruire les éléments à charge
- Soins somatiques +++ : prise en charge des IST, prophylaxie
- Culpabilité et honte → empathie
- Protection des mineurs
- Avis médecin légiste

6 ITEM 286 : TROUBLES DE LA PERSONNALITE

A – Quels sont les critères indispensables pour parler d'un trouble de la personnalité ?

- > 18 ans
- NPO :
  - × Stabilité dans le temps, constitutif de la personnalité
  - × Retentissement, souffrance significative
- ATTENTION : pas de diagnostic de trouble de la personnalité chez un patient psychotique
  - × Possible personnalité pré morbide schizoïde / schizotypique mais pas de concomitance
- Pas de diagnostic de trouble de la personnalité en phase aigue d'un trouble de l'humeur ou toxique

Réanimation - Urgences
Flash items tombables

Chapitre 20

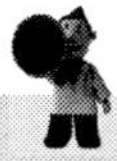

POINTS CLES DERNIERES MINUTES

- SdG : Hémodynamiques / respi / neuro / terrain / septiques
- KT artériel / voie centrale / monitoring
- Amines vasoactives / remplissage
- Choc : P° de l'ISA : hemissuccinate d'hydrocortisone
- Dextro
- BZD : flumazenil (CI si cointox avec stabilisants de Mb)
- Brulure : rech intox, incision de décharge / SAT-VAT / palier 3 / cyanure = hydroxocobalamine / % de surface
- LVAS +/- IOT
- Appel SAMU / transfert médicalisé / rectitude du rachis

1 ITEM 69 : MALADES EN FIN DE VIE

- **Loi Leonetti :**
  - × Lutte contre obstination déraisonnable :
    - Pas de nouveau traitement ou arrêt d'un traitement
    - Renforcer sédatif ou analgésique
  - × Compétence du patient à participer à la décision
    - Si incompétent :
      - Responsabilité du médecin avec procédure collégiale
      - Directives anticipées
      - Personne de confiance +++
      - Transparence et compte rendu dans le dossier
      - Accompagnement +++ et appel des familles
  - × Loi du double effet
  - × Dignité et qualité de vie

- **Prélèvement d'organes** :
  - Respect du corps, dignité.
  - Anonymat, gratuité, sécurité sanitaire
  - Consentement présumé :
    - Vérifier l'absence d'expression de refus
      - Registre national de refus
      - Auprès des proches
    - Refus peut être exprimé par tout moyen
    - Information de la famille

2 ITEM 96 : MENINGITES

- C3G très forte dos si suspicion de pneumocoque (CG+)
- **Méningocoque = CG-, listeria = BG+ :**
  - Si doute entre méningocoque et listéria :
    → C3G + amoxicilline ± gentamicine
  - Corticothérapie dans les méningites bactériennes (avant ou avec première dose d'antibiotique) → prévention des complications, baisse de la mortalité.
  - Pas de corticothérapie sur méningo encéphélite herpétique.
- **Antibioprophylaxie:**
  - Si contacte > 1h et < 1m
  - Amis intimes, personnes vivant avec le malade
  - En collectivité d'enfants :
    - Même chambre
    - Crèche : tous les membres + personnel
    - Centre aéré : si mêmes activités
    - Primaire : classe + personnel + mêmes activités
    - Après la primaire : voisin de classe
  - En hospitalisation : si bouche à bouche, intubation sans masque

3 Item 99 : Paludisme

- **Recherche des signes de gravité du paludisme :**
  - × Troubles de conscience, convulsions, choc
  - × Détresse respiratoire, syndrome hémorragique
  - × Ictère, Hb < 7g/dl, créatinine augmentée
  - × Baisse de la glycémie, acidose lactique
  - × Parasitémie > 4%
- Si ≥ 1 SdG → avis réa et quinine IV
- Si aucun SdG → recherche de vomissements ?
  - × Si oui : hospitalisation et quinine IV

4 Item 185 : Arret cardio-circulatoire

- **Objectif** : augmenter la qualité et l'efficacité du massage
  - × Débuter le massage sans ventilation pendant 5min
  - × Mains au centre du thorax, limiter les interruptions
  - × Compression d'1/3 du thorax
  - × Changer de masseur toutes les deux minutes
  - × Insufflation 30/2 (après 5 min de massage seul)

- **Défibrillation la plus précoce possible :**
  - × analyse du rythme
    - Si non chocable, on ne les choque pas !! (asystole ou rythme sans poul) : reprendre RCP 2 mn et re analyse
    - Si chocable (FV/TV) → 1 choc → reprendre RCP immédiatement et re analyse 2 mn après
  - × Réanimation en même temps :
    - LVAS, VVP, électrodes en place
    - Traitement des causes réversible
    - Adrénaline IV 1 mg toutes les 4 mn (2 cycles)
    - ± anti arythmique : Amiodarone 300 mg IV
- En post arrêt cardiaque → recherche SCA (coronarographie)

- Hypothermie thérapeutique si rythme choqué +++ en post-arrêt cardiaque

5 ITEM 200 : CHOC SEPTIQUE

- **Remplissage vasculaire** : isotonique cristalloïde → Nacl !
  → pour une PA > 65 mmHg
- **Amines** : Noradrénaline 0.2 mg/h
  → Sa nécessité définit le choc septique (échec de remplissage)
- **Traitements adjuvants :**
  - × Discuter hydrocortisone substitutive si hémodynamique instable malgré le remplissage, amines et antibiothérapie
  - × Contrôle glycémique par insulinothérapie IVSE
- **Organisation de la prise en charge :**
  - × Dans les trois premières heures :
    - GDS + lactates
    - Hémocultures avant antibiothérapie
    - Antibiothérapie à large spectre
    - Remplissage : 500 ml/15 mn
  - × Dans les six heures :
    - Amines pour PA > 65 mmHg
    - Monitoring de la PA invasive +++
    - Redoser les lactates si initialement élevés

6 ITEM 211 : ANAPHYLAXIE

- Pathologie grave = cardiovasculaire, respiratoire, cutanée et digestive
- Apparition immédiate après contact avec l'allergène → menace la vie
- **Prise en charge immédiate :**
  - × Adrénaline IV 0,1 mg ou 0,5 mg IM
  - × Corticothérapie IV 1 mg/kg + anti H1

- × Avis ORL pour œdème de Quincke
- × Dosage histamine et tryptase sérique
- × Surveillance hospitalière 24 h minimum

- **Prévention des récidives +++** : risque +++
  - × Trousse d'urgence avec adrénaline auto-injectable IM avec éducation de l'auto-injection et de l'entourage : anakit
  - × Information orale et écrite et remise d'un compte rendu
  - × Consultation allergologique ensuite

7 ITEM 214 : INTOXICATIONS

- **Toxidromes :**
  - × Anticholinergique : AD tricycliques
    - Mydriase, tachycardie, xérostomie
    - Iléus, rétention aigue d'urine, coma, comitialité
  - × Opiacé : Myosis, coma, bradypnée, bradycardie
  - × Sérotoninergique : ISRS
    - Fièvre, flush, trismus, myoclonies, hyperréflexie, trémulation
  - × BZD, comme calme dépression respiratoire

- **Dosages** sanguins et urinaires que si influe la prise en charge : → PBBSI (**P**aracétamol, **B**arbituriques, **B**ZD, **S**alycilés, **I**mipraminiques)
- Lavage gastrique non systématique : charbon activé selon bénéfice/risque
- ATTENTION pas de Flumazenil si co intoxication ! → pas si coma d'origine indéterminée

Réanimation - Urgences
Questions incontournables

Chapitre 20

1 Item 127 : Transplantation

A – Quels sont les critères de mort encéphalique ?

- **Cliniques :**
  - Pas de respiration spontanée (test d'hypercapnie)
  - Pas de conscience ni d'activité spontanée
  - Abolition des réflexes du tronc
- **Paraclinque :**
  - 2 EEG plats à 4h d'intervalle (30mn) ou artériographie 4 axes montrant l'absence de flux cérébral ou angio-TDM
- **Absence de facteurs confusants** : hypothermie, sédatifs…
- Certificat signé par 2 médecins n'appartenant pas à une équipe de transplantation

2 Item 201 : Brulures

A – Quelles est votre conduite à tenir immédiate (SAMU), devant un patient avec brulure grave ?

- VVP en zone saine
- Sécuriser les VADS : intubation avec induction en séquence rapide
- Oxygénothérapie en oxygène pur
- Morphine IV
- Lutte contre l'hypothermie
- Protection des brulures
- Hydroxocobalamine si cyanure
- Remplissage vasculaire

B - Comment réalisez vous une induction en séquence rapide pour intuber votre patient en urgence ?

- **Eto-Celo-Sellick**
- **Eto**midate : hypnotique d'action et de réversibilité rapide
- **Celo**curine : curare d'action et de réversibilité rapide
- Manoeuvre de **Sellick** en prévention de l'inhalation

3 ITEM 211 : ANAPHYLAXIE

A – Votre patient déclare avoir eu un œdème de Quincke lors de la dernière injection de produit de contraste iodé, mais il s'est prémédiqué avant celui que vous devez réaliser ce jour. Pratiquez vous cet examen ?

- **NON**
- Risque de choc anaphylactique +++ et de décès
- La prémédication ne fonctionne QUE pour l'hypersensibilité NON allergique
- La survenue d'une réaction anaphylactique sur un produit de contraste, contre indique CE produit de contraste à vie

4 ITEM 214 : INTOXICATIONS

A - Que suspectez vous devant un patient retrouvé dans le coma avec un myosis serré bilatéral par le SAMU, une seringue à côté de son bras ? Quel est l'antidote ?

- Overdose à l'héroïne
- Injection de naloxone (titration sinon réveil brutal)

B – Quels types de prévention mettez vous en place en entreprise après une intoxication au CO ?

- Déclaration obligatoire
- Prévention technique collective
- Prévention technique individuelle
- Surveillance médicale rapprochée

5 ITEM 276 : PNEUMOTHORAX

A – Quels sont les signes de gravité radiologiques d'un pneumothorax ?

- Déviation médiastinale
- Poumon sous jacent pathologique
- Bilatéral
- Hémo-pneumothorax

Rééducation
Flash items tombables

Chapitre 21

POINTS CLES DERNIERES MINUTES

- Evaluation : CIF
- MDPH / CDAPH / AAH / RQTH / PCH
- Enfant : AEEH / AJPP / projet personnalité de scolarisation
- Rééduc : douleur / troubles trophiques / rétraction / spasticité / amplitudes / attitudes vicieuses / renforcement / réadapt à l'effort / équilibre / ortho / ergo / Auto-exercices

1 ITEM 49 : EVALUATION D'UN HANDICAP

- **Schéma de Wood** :
  - × Maladie → déficience → limitation d'activité → restriction de participation
  - × Exemple : polio :

Atrophie musculaire →	marche impossible →	poste à adapter
↓	↓	↓
Rééducation, orthèse	aides techniques	aide à l'emploi

2 ITEM 53 : REEDUCATION

- Les métiers de la rééducation :
  - × **Kinésithérapeute :**
    - Massage : douleur
    - Mobilisation articulaire : gain d'amplitude, prévention raideur
    - Renforcement musculaire : isométrique, isocinétique
    - Travail de la marche et de l'équilibre

- Respiratoire : maladie cardio-pulmonaire chronique, bronchiolite +++
- Réentrainement à l'effort : lombalgies chroniques, pathologies cardiaques ou pulmonaires
- Facilitation de la commande motrice : récupération (paralysie centrale ou périphérique)

× **Orthophoniste :**
- Rééducation de l'articulation de la parole
- Rééducation des troubles de la phonation, de dysarthrie
- Rééducation de la déglutition +++

× **Ergothérapeute :**
- Rééducation du geste
- Aides techniques, aménagement du domicile
  Petit appareillage, orthèses des mains

- **Prescription d'une rééducation :**
  × Sur une ordonnance :
  - Région à rééduquer, pas de diagnostic, nombre et rythme des séances ! (pas obligatoire)
  - ± mention : urgent, à domicile

  × Avec une lettre d'accompagnement +++
  - Diagnostic (avec l'accord du patient)
  - Objectif

- **Exemple de rééeducation :**
  × **Douleurs lombaires aigues :**
  - Education thérapeutique :
    - Conserver le maximum d'activité tolérable
    - Arrêt de travail le plus court possible, n'excédant pas 3 à 5 jours
    - Dédramatisation +++
    - Médicaments :
      - Paracétamol + conseils en première intention !! et seul
      - 2e intention : AINS, pas de myorelaxant
    - Consignes de consultation en cas d'urgence

3 ITEM 180 : PRESCRIPTION D'UN CURE THERMALE

- **<u>Prescription d'une cure thermale</u>** :
  - × Ostéoarticulaire : rhumatologie et séquelles de trauma
  - × Voies respiratoires
  - × Demande d'entente préalable :
    - Feuillet de sécurité sociale spécifique
  - × Visite obligatoire avec le médecin thermaliste :
  - × Contre indication des cures thermales :
    - Insuffisance cardiaque, respiratoire, hépatique, rénale
    - Pathologies aigues : infectieuses, iatrogénie, cancers évolutifs
  - × Efficacité : pathologie ostéo-articulaire +++

Rééducation
Questions incontournables

Chapitre 21

1 ITEM 53 : REEDUCATION

A – Comment prenez vous en charge la spasticité ?

- Thérapeutique croissante :
  - × Kinésithérapie
  - × Toxine botulique si spasticité focale
  - × Baclofène PO
  - × Pompe à baclofène intrathécale
  - × Chirurgie : radicelectomie, neurotomie fasciculaire

B – Quelle est votre prise en charge rééducative devant une algodystrophie ?

- **Objectif :**
  - × Limiter les déformations
  - × Prévention de l'enraidissement
  - × Maintien de la fonction
  - × Diminution des douleurs
- **Moyens :**
  - × Prévention des déformations : orthèses
  - × Maintien de la mobilité : mobilisations
  - × Maintenir la fonction : ergothérapie
  - × Diminuer les douleurs : physiothérapie
- **Rédiger ordonnance :**
  - × 100%
  - × Urgent : n'attend pas l'accord de l'entente préalable
  - × Région à rééduquer
  - × Nombre et rythme des séances (non obligatoire)
  - × A domicile +++

C – Quelle est votre prise en charge rééducative devant une arthrose du genou et une PTG ?

- **Déficiences :**
  - Douleurs, déformation, laxité, amyotrophie, limitation des amplitudes
  - Epanchement articulaire
- **Limitation d'activité :** diminution du périmètre de marche, escalier, courses, promenades
- **Restriction de participation :** social, loisirs, travail
- **Objectif de la rééducation :**
  - Entretien ou gain de mobilité articulaire
  - Renforcement musculaire +++
  - Amélioration marche et équilibre
  - Entretien des capacités aérobies, d'effort
- **Méthodes :**
  - Gain de mobilité : Mobilisation active et passive articulaire
  - Renforcement musculaire : travail isométrique du quadriceps et ischio-jambier
  - Equilibre et marche : travail proprioceptif
  - Capacités aérobies : bicyclette ergométrique

D – Quelle est votre prise en charge devant une lombalgie aigue ?

- **Education thérapeutique :**
  - Conserver le maximum d'activité tolérable
  - Arrêt de travail le plus court possible, n'excédant pas 3 à 5 jours
  - Dédramatisation +++
  - Médicaments :
    - Paracétamol + conseils en première intention !! et seul
    - 2e intention : AINS, pas de myorelaxant
  - Consignes de consultation en cas d'urgence

Rhumatologie
Flash items tombables

Chapitre 22

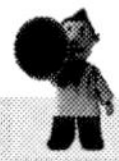

POINTS CLES DERNIERES MINUTES

- Programmer les grossesses
- Rx bilatérales et comparatives
- Arthrose : POGO
- Monoathrite aigue = infectieuse JPDC = ponction
- NPO rech microcristaux
- Examen des articulations sus et sous jacentes
- Bilan pré-corticothérapie et éducation

1 ITEM 56 : OSTEOPOROSE

- **En 1er lieu : rechercher une ostéopathie fragilisante :**
  - × Locale : métastase, lyse
  - × Générale :
    - Maligne : métastase, myélome
    - Métabolique : ostéomalacie, hyperparathyroidie

→ Ostéoporose = diagnostic d'élimination

- **Biologie des ostéopathies fragilisantes :**
  - × Ostéoporose : tout est normal

Calcium ↑	Phosphore ↑	Ostéolyse, hypervitaminose D
Calcium ↑	Phosphore ↓	Hyperparathyroïdie primitive, (calcémie et PTH prélèvement le même jour)
Calcium ↓	Phosphore ↑	Hypo-parathyroïdie, IRC
Calcium ↓	Phosphore ↓	Ostéomalacie : rachitisme, maladie caelique

- **Prise en charge non pharmaco** : prévention des chutes !!
- **Indications du traitement médical :**
  - × Fractures du col fémoral, vertébrale, bassin
    → fractures sévères = traitement d'emblée
  - × Fractures non sévères, chutes, facteurs de risque

→ Faire densitométrie osseuse :
- si T < -3 → traitement par biphosphonates
- si T > -3 → calcul du FRAX et traitement en fonction

- **Traitement de la fracture vertébrale :**
  - × Antalgique ++, chirurgie, corset, décharge.
  - × Traitement non pharmacologique +++
    - Prise en charge des facteurs de risque
    - Ca + vitamine D si apport insuffisant
  - × Biphosphonates :
    - Contre indiqué si : Hypocalcémie, DFG < 35
    - Risque de nécrose mandibulaire (état bucal)
    - Prendre à jeun, assis, grand verre d'eau, ne pas s'allonger
- Hypercalcemie menaçante → biphosphonates : pas de contre indication, même si insuffisance rénale (cf risque vital)

2 ITEM 57 : ARTHROSE

- Gonarthrose : > 50 ans, douleurs mécaniques,
- A la radio : **POGO** :
  - × **P**incement, **O**stéophytes, **G**éodes, **O**stéocondensation au niveau d'un seul compartiment
  - × ≠ Arthrite qui détruit tout : **EDPD :**
    - **E**rosion, **D**éminéralisation, **P**incement, **D**estruction
- **Traitement médical oral** : Paracétamol, AINS
- **Traitement local +++ :**
  - × Cortico-infiltration
  - × Lavage articulaire, acide hyaluronique
- **Traitement non médicamenteux +++:**
  - × Information
  - × Régime : perte de poids
  - × Hygiène articulaire +++
  - × Rééducation, musculation +++
  - × Appareillage : orthèse, canne
  - × Soutien

- Fréquence +++, femmes ≈ 50 ans, attention au tabac
- Polyarthrite (≥ 4), gonflée, chronique, bilatérale et symétrique
- Distale et nue (sans IPD) ≠ psoriasis et arthrose.
- Anticorps anti-CCP, FR
- Synovites ? (gonflements et / ou épanchement)
  - × Non = pas une PR
  - × Oui = signes extra-articulaires ?
    - Oui→ pas PR
    - Non → érosion ?
      - Oui = PR
      - Non : PR récente ?
- Si nodules pulmonaires : sarcoïdose / BK ± PR
- PR → érosion 5e métatarsien
- Traitement poussée : corticothéraptie, MHD
- Traitement de fond à débuter en même temps.

- **<u>Signes extra-articulaires des polyarthrites</u> :**
  - × Fièvre : polyarthrite fébrile = endocardite infectieuse JPDC
  - × Intolérance solaire, alopécie → Lupus
  - × Leucopénie, proteinurie
  - × Xérostomie → Gougerot
  - × RGO, rétraction articulaire → sclérodermie (avec Raynaud secondaire)

- **Biologie en 2e intention :**
  - × Syndrome inflammatoire inconstant : VS augmentée dans le Lupus mais CRP = N ! Si la CRP augmente = infection !!
  - × PR = FR, Ac anti-CCP +++
  - × Connectivite : AAN, anti DNA pour lupus
- **Radiologie des articulations douloureures, bilaétrales et comparatives :**
  - × Mains et poignets de face ; pied face et ¾
    → Atteintes érosive sans atteinte des IPD = PR

- × Lésion cutanées squameuses, polyarthrite érosive, asymétrique, touche IPD + atteinte axiale
  → Rhumatisme psoriasique, spondylarthropathie

- **Formes précoces de PR** : polyarthrite aigue → évoquer sepsis
  - × Urgence fonctionnelle → avis rhumatologique
  - × > 3 articulations gonflées
  - × Atteinte métatarso ou métacarpo-phalangienne
  - × Raideur matinale > 30mn
  - × Métatarsalgie du 1er pas bilatérale et symétrique
  - × Mauvais pronostic si polyarticulaire d'emblée, syndrome inflammatoire important, FR élevé, Anti-CCP
  - × Pas d'érosion en forme débutante : n'élimine pas le diagnostic
    → traitement en urgence en prévention des érosions

- **Traitement de fond :**
  - × Méthotrexate : 1/ semaine (préciser le jour) + speciafoldine (B9) d'emblée
    - Efficacité avec délai de 4-6 semaines
    - Tolérance : risque infectieux, PID : fièvre, toux, dyspnée : consulter en urgence (éducation)
    - Tératogène donc contraception efficace
    - Surveillance : transaminases, NFS
  - × Anti TNF si méthotexate insuffisamment efficace à 3 mois, en association :
    - Bilan pré-thérapeutique :
      - ▪ Recherche d'une infection : foyer, antécédents
      - ▪ Vaccins
      - ▪ Quantiferon pour la tuberculose
      - ▪ Sérologie VIH, hépatites
      - ▪ Néoplasies, SEP = CI

4 ITEM 174 : CORTICOTHERAPIE

- Voie : locale, orale, IV, intra-articulaire
- Dose mini efficace !! ex : poussée de vascularite : 1 mg/kg
- Horaires : matin et soir au coucher !! 2 prises
- BpT et mesures associées +++
- **Mesures associées :**
  - × Régime :
    - Riche en Prot, calcium, K+ (banane et chocolat)
    - Pauvre en sel, sucre ++
  - × En association : potassium, Ca + vitamine D, biphosphonates si >7.5mg/jour > 3mois
  - × Surveillance : clinique, biologique : kaliémie, glycémie.
- Infiltration : AVK à arrêter si rachis

- **Ostéonécrose** : Tête fémorale +++

  → Traitement = décharge
  - × Début brutal.
  - × Douleur mécanique dès la mise en charge, impotence fonctionnelle
  - × Radiographie, normale au début puis ostéocondensation, perte de sphéricité, coquille d'œuf puis arthrose
  - × IRM +++ (si contre indication : scintigraphie)
    - Nécrose : hyposignal T1, halo oedémateux (hyposignal T1, hypersignal T2)
    - Recherche : épanchement, atteinte controlatérale
  - × DD de l'ostéonécrose : poussée arthrosique
  - × Etiologies :
    - Traumatisme, lupus, alcool, VIH, drépanocytose
    - Corticothérapie +++

5 ITEM 215 : RACHIALGIES

- **Elements à rechercher :**
  - × Syndrome rachidien ? (Raideur)

   - Horaire ?
   - Evénement aigu déclenchant ?
- **Si pas de syndrome rachidien** = projection ! → viscères
   - Ulcère gastro-duodénal
   - AAA
   - Tumeurs, ADP
- **Horaire inflammatoire avec syndrome rachidien :**
   - Infection : Spondilodiscite +++
   - Jeune : SPA +++, Lymphome +++,Tumeurs
   - Vieux : Métastase +++, Myélome +++

     → ATTENTION : 1ere lombalgie à 65 ans = supecte
     - Recherche d'une cause secondaire
        - Age, antécédent de cancer
        - AEG, poids
        - Douleurs résistantes
        - (Les douleurs du myélome sont mécaniques)

- **Spondylodiscite** : douleurs inflammatoires, raideur globale, fièvre, abcès du disque
   - Recherche EI et porte d'entrée
   - Si spondylodiscite avec abcès épidural et ostéite vertébrale = tubertulose : mal de Pott !

- **Facteurs de chronicité d'une lombalgie aigue :**
   - Intensité de la douleur initiale
   - Durée de l'arrêt de travail : 48 h maximum

     → Plus la reprise est rapide, mieux c'est
   - Facteurs médico-légaux : accident du travail, litige
   - Insatisfaction, conflit au travail
   - Bas niveau d'éducation, ressources faibles
   - Dépressif
   - « Peurs et croyances sur l'activité physique »
   - Travail jugé pénible par le patient.

     → Réentrainement à l'effort rapide indispensable

6 ITEM 225 : GOUTTE

- ≠ goutte et hyperuricémie : goutte = C° articulaire de l'hyperuricémie
- Homme > 420µM ; femme 360 %µM
- 1ere MTP+++
  → pas de ponction (seule exception des monoarthites)
    - × Recherche de cristaux si autre articulation
- Gouttes secondaires : +++ chez la femme
    - × Insuffisance rénale
    - × Hémopathies, lyse tumorale
    - × Médicaments : diurétiques, chimio, Pyrazinamide +++

- **Traitement** : de la crise vs de fond
    - × Diététique, colchicine
    - × Alcalinisation des urines +++
    - × Prise en charge et recherche de facteur de risque CV !! risque vasculaire +++ chez ces patients
    - × Arrêt des médicaments hyperuricémiants
    - × Fond : Allopurinol : 5 règles +++ :
        - Après 2 à 3 semaines de colchicine
        - Association avec 6 mois de colchicine car déclenche les crises au début
        - Augmenter la posologie progressivement
        - Traitement à vie
        - Consulter en urgence si toxidermie : Lyell, DRESS
          → Recherche d'un atcd allergique avec la molécule
    - × Traitement de fond dès la 3e crise de goutte primaire, dès la 1ere crise si goutte secondaire

7 ITEM 282 : SPONDYLARTHROPATHIES ET SPA

- Signes extra-articulaires +++

- **Homme jeune, 25 ans :**

- × Rachialgies inflammatoires (!! Lombalgies inflammatoires = cancer JPDC)
- × Talalgies du 1er pas (impression de clou dans le talon) → SPA
- × Psoriasis, MICI, uvéïtes → rechercher une spondylarthropathie
- × Développement de syndesmophytes (2 ans) → ponts osseux intervertébraux→ ankylose
- × Sacro-iléite !! Condensation, disparition de l'articulation → Lombo-fessalgies à bascule, sciatique tronquée !!

- **Spondylarthrite ankylosante** :
  → Faire CRP, radiographie du bassin ± IRM
  - × Sacro-iléite + 1 signe, ou HLAB27 + 2 signes parmi :
    - Lombalgie infammatoire, fessalgie
    - Synovite, enthésite (talalgie)
    - Uvéite, dactylite (en saucisse 4e orteil)
    - Psoriasis, entérocolite
    - Réponse au AINS +++ (à prendre le soir au coucher : effet sur douleurs nocturnes)
    - Histoire familiale de spondylarthrite
    - HLA B27
    - CRP légèrement augmentée
  - × Pas d'immunosuppresseurs avant l'echec de 3 AINS à pleine dose sur > 3 mois

8 ITEM 307 : ARTHRITE

- Si symptôme articulaire : recherche de signes extra-articulaires
- Si symptôme exclusivement articulaire → PR ± micro-cristaux
- Si articulaire + autre symptôme → autre connectivite
- Toute articulation gonflée doit être ponctionnée et le liquide analysé : aseptie et TP-TCA (bilan de coag)
  → aucune contre-indication à la ponction !! même si INR à 3... (cf eliminer arthrite septique)

- Monoarthrite = septique JPDC, seule CI à la ponction = infection du point de ponction

- **But d'une ponction :**
  - × Eliminer un sepsis : Attention au zéro
  - × Rechercher des micro-cristaux
  - × Classer : mécanique /inflammatoire
- Liquide trouble = inflammation ; cristaux = arthrite micro-cristalline ; purulent = arthrite septique
- Liquide clair, visqueux = mécanique
- Hémarthrose = sang dans l'articulation : traumatisme, AVK, hémophilie, CCA ± ponction traumatique

- **<u>Les zéros potentiels devant une monoarthrite :</u>**
  - × Arthrite septique JPDC
    → Ponction avec bactério, bioch, micro-cristaux et biopsie synoviale
  - × Recherche de localisations secondaires
  - × Urgence thérapeutique → identifier le germe
  - × DD = CCA (fébrile auss, liquide trouble avec cristaux)

- **<u>Arthrite septique</u> :**
  - × Recherche de signes de gravité
  - × Recherche de la porte d'entrée infectieuse +++ : dents…
  - × Traquer le souffle pour l'endocardite infectieuse
  - × Ponction obligatoire sans contre-indication (même AVK)
  - × NFS, VS, radiographie thoracique, hémoculture +++, puis la ponction +++
  - × Attention si EI ou arthrite septique à BGN ou entérobactérie :
    → faire une colo pour rechercher un cancer colorectal +++
  - × Arthropathie sous-jacente +++ : les germes adorent les articulations pathologiques
  - × Attention, ne pas confondre poussée de PR avec arthrite septique (fièvre +++ et CRP augmentée +++ si septique)

- <u>Traitement</u> :
  - Antibiothérapie
  - Traitement local :
    - Décharge, repos, glaçage, antalgiques jusqu'au palier III.
    - Lavage et drainage ++ ± chirurgie
  - Rééducation intensive dès que l'antalgie est obtenue !
    - Mobilisation précoce sinon fibrose
    - Règle de la non douleur

1 Item 56 : Osteoporose

A – Quelles sont les étiologies d'ostéoporose secondaire ?

- Maladie de Cushing
- Iatrogène : corticoïdes, anti-aromatases
- Hyperthyroidie
- Pathologies inflammatoires chroniques :
  - SPA, MICI
  - Polyarthrite rhumatoide +++

B – Quelles sont les conditions dans lequelles la densité minérale osseuse est remboursée ?

- Quelque soit l'age et le sexe :
  - Fracture non tumorale, non trauma (chute de sa hauteur)
  - Pathologie ou traitement ostéotoxique
- Femme ménopausée :
  - Antécédent de fracture du col fémoral sans traumatisme majeur chez un apparenté au 1er degré
  - IMC < 19
  - Ménopause < 40 ans
  - Antécédent de corticothérapie > 7,5mg, > 3 mois

C – Quels sont les facteurs de risque d'ostéoporose ?

- Femme, âge
- Antécédents personnels de fracture vertébrale et périphérique
- Antécédents de fracture du fémur chez la la mère, IMC< 19
- Tabac et alcool, corticothérapie
- Traitements et pathologies ostéotoxiques
- Pathologies inflammatoires (PR ++)

D – Que doit-on évoquer devant une nouvelle fracture sous traitement anti-ostéoporotique ?

- Erreur de diagnostic initiale

- Nouvelle pathologie
- Traitement non efficace (posologie ou autre)
- Mauvaise adhésion au traitement (inobservance, mal pris…)

2 Item 174 : Anti-inflammatoires

A – Quelles sont les contre indications des AINS ?

- Allergie
- Prise concomitante de sulfamides
- Ulcère gastro-duodénal évolutif
- Asthme à l'aspirine (syndrome de Widal)
- IRC
- Grossesse et allaitement

B – Quand prescrit-on des IPP en association avec les AINS ?

- Patient > 65 ans
- Antécédant d'ulcère gastrique
- Prise concomitante d'anticoagulants

3 Item 215 : Rachialgies

A – Quelles sont les 2 étiologies à évoquer en priorité devant des rachialgies d'horaire inflammatoire chez la personne âgée ?

- Métastases
- Myélome

4 Item 279 : Radiculalgies

A – Quelles sont les indications de chirurgie en urgence devant une lombo-sciatalgie ?

- Déficit neurologique < 3/5
- Syndrome de la queue de cheval
- Hyperalgique (résistante à la morphine)

B – Quel type de déficit donnera une hernie Para-médiane L4-L5 ?

- Sciatalgie de topographie L5
- (La racine sort en dessous de la vertèbre correspondante)
- Donc une hernie foraminale L4-L5 donnera une cruralgie de topographie L4

C – Quels examens paracliniques réalisez vous devant une lombosciatique commune apparue il y a 2 semaines ?

- AUCUN, on ne réalise des examens complémentaires devant une lombosciatique commune que si elle dure depuis > 7 semaines

5 ITEM 307 : ARTHRITES

A – Quel diagnostic évoquez vous devant une biarthrite de cheville ± fébrile ?

- Syndrome de Lofgren (Sarcoïdose)

B – Quel diagnostic évoquez vous devant une métatarsalgie bilatérale et symétrique du premier pas ?

- Polyarthrite rhumatoïde

C – Quel diagnostic évoquez vous devant une talagie du 1er pas chez un homme jeune ?

- Spondylarthrite ankylosante

D – Quels sont les 2 diagnostics à évoquer devant Lombalgies chroniques, inflammatoires avec dérouillage matinal avant 45 ans raideur matinale ?

- Lymphome
- Spondylarthrite ankylosante

Urologie
Flash items tombables

Chapitre 23

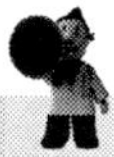

POINTS CLES DERNIERES MINUTES

- Signes fonctionnels urinaires : obstructifs / irritatifs
- IPSS / calendrier / qualité de vie
- ECBU stérile avant tout geste
- Bilan uro dynamique
- BU systématique
- Pas d'IPDE-5 si le patient prend des dérivés nitrés +++

1 ITEM 29 : INFERTILITE MASCULINE

- Prise en charge globale après > 2 ans de rapports normaux en fréquence et en qualité
- Interrogatoire et examen clinique
- Spermogramme (si anormal: refaire à 3 mois) et test post-coïtal
- En 2e intention : caryotype, bilan hormonal et échographie
- **Infertilité secrétoire :**
  - × Déficit LH-FSH
  - × Hypogonadisme
- **Infertilité excrétoire (obstructives) :**
  - × Acquises : traumatisme, post-chirurgical, infections
  - × Congénitales : Agénésie bilatérale des canaux déférents

→ Assistance médicalisée à la procréation : FIV, ICSI

2 ITEM 55 : DEFICIT ANDROGENIQUE LIE A L'AGE

- Chute de la libido, dysfonction érectile, fatigue, fonte musculaire

- Dosage matinal de la testostéronémie biodisponible (libre + liée à l'albumine)
  → DALA si < 2ng/ml
- Puis dosage de FSH, LH
- Traitement par androgènes : gel, patch, injection, selon rapport bénéfice/risque
  → CI si cancer de la prostate +++

3 ITEM 89 : INFECTIONS GENITALES DE L'HOMME

- IST (jeune) : gonocoque, chlamydia
- Classique (vieux) : E. coli, entérocoque
- Eliminer une torsion du cordon spermatique
- TR obligatoire pour rechercher une prostatite +++
- **Prélèvements:**
  - ECBU 1er jet, PCR, prélèvement urétral, écoulement, écouvillonnage, gorge, anus
  - Séro : VIH, TPHA –VDRL, VHB
- Pas de sérologie chlamydia
- Gonorrhée et chlamydia : traitement minute :
  → ceftriaxone + azithromycine
- Si germe urinaire : C3G
- **JAMAIS** d'AINS : risque de gangrène de Fournier
- Traitement préventif : préservatif, vaccin VHB, partenaires, information, éducation

4 ITEM 93 : INFECTIONS URINAIRES

- **Infections urinaires fébriles** :
  - Femme : PNA
  - Hommes :
    - Prostatites (cystite aigue chez l'homme = prostatite)
    - PNA obstructive possible mais pas hématogène
  - Eliminer un obstacle : échographie en urgence

- C3G ± aminosides, relai FQ ≈ 4 semaines
- Mesures associées : antalgiques, surveillance de la diurèse
- Sondage urétral contre indiqué si prostatite aigue !!

- **Infections urinaires nosocomiales** :
  - 40 % des infections nosocomiales
  - Température > 38 ou SFU + cultures positives, que le patient soit sondé ou non
  - Pas de traitement si pas de signe clinique ! (colonisation) sauf femme enceinte
  - Traitement d'emblée adapté à l'antibiogramme et changement de la sonde après l'introduction des antibiotiques

5 ITEM 156 : TUMEURS DE LA PROSTATE

- 1er cause de cancer chez l'homme > 50 ans
- **PSA et TR tous les ans → dépistage individuel**
  - >50 ans ; < 45 ans si atcd familiaux ou noirs
  - Information sur les risques de la biopsie et des conséquences de la positivité du dépistage !
- Si PSA < 2.5 : contrôle à deux ans, si > 2.5 : contrôle à un an
- Si PSA > 4 → biopsies

- **Classification d'Amico** : risque de récidive après traitement
  - Faible : PSA < 10 et gleason < 6 et clinique < $T2_a$
  - Intermédiaire : 10 < PSA < 20 ou gleason =7 ou $T2_b$
  - Elevé : PSA >20 ou gleason > 7 ou $T2_c$

- **Imagerie :**
  - Pas d'IRM en pré-biopsie : 6 semaines après les biopsie
  - Extension locale et régionale → IRM +++
  - Extension à l'os → scintigraphie
  - Pas de bilan d'extension pour d'Amico faible +++

- **Biopsies prostatique :**
  - ≥12 ; information sur le risque de prostatite aigue +++
  - ATBp +++
  - Préparation rectale
  - ECBU stérile
  - OK sous aspirine, arrêt AVK et Clopidogrel
  - Si biopsie négative → PSA libre/total,
    → Si <10% : biopsie en saturation

- **Stade localisé : T1-2 N0, M0 :**
  - Espérance de vie > 10 ans :
    - Prostatectomie radicale ou radiothérapie externe conformationnelle
    - Curiethérapie seulement si d'Amico faible et petite prostate → risque RAU
  - Espérance de vie < 10 ans : surveillance ou HIFU

- **Surveillance active « armée »** seulement si :
  - TR normal, PSA <10, gleason < 7, 1 ou 2 biopsies positives
    → PSA + TR tous les 6 mois et biopsie tous les ans ; si évolution → traitement conventionnel
- PSA > 4 : quel que soit le TR : biopsies
- TR anormal quel que soit le PSA : biopsies

- **Stade N+ ouM+** : castration (chimique ou chirurgicale) :
  - Blocage androgénique complet : agoniste de la LHRH + antiandrogène en prévention de l'effet flare-up puis agoniste de la LHRH seul ou avec anti antiandrogène
  - Bilan osseux obligatoire : DMO
  - Echappement hormonal :
    - Toujours maintenir analoques LHRH
    - Arrêt antiandrogène s'il ses avait encore
    - Sinon : Taxotère (Docetaxel) (Toxan)
    - Ou abirotérone + corticothérapie

- Biphosphonates si métastases osseuses symptomatiques (NPO, bilan stomatologique), ou Denosumab
- Symptomatique : confort, antalgique, , résection transurétrale de la prostate, JJ

- **Stade T3** (localement avancé) :
  - Hormonothérapie + radiothérapie si espérance de vie > 10 ans
  - ± Prostatectomie radicale après curage étendu

- Explorations recommandées avant suppression androgénique pour cancer de la prostate :
  - Risque de syndrome métabolique +++
  - Facteur de risque CV +++ à rechercher
  - Facteur de risque ostéoporose (alcool, café, antécédents, cortico, thyroïde),
  - PA, poids, taille
  - NFS, glycémie à jeun, triglycérides, cholestérol total, HDL, LDL
  - Testostérone, DMO

6 ITEM 158 : TUMEURS DU REIN

- 3e cancer urinaire après prostate et vessie
- Facteur de risque, tabac +++, HTA, obésité (fréquence +++)
- Hémodialyse = risque de cancer rénal
- On peut faire une TDM avec injection juste avant la dialyse
- Oncongénétique : Von Hippel Lindau !!
  → A évoquer si bilatéral, < 50 ans, histoire familiale

- **Histologies :**
  - Carcinome à cellules claires +++
  - Carcinome tubulopapillaire et chromophobe
  - Oncocytome bénin
- **Découverte** fortuite ou devant la triade : hématurie, douleur lombaire, masse ± varicocèle gauche

- **Syndromes paranéoplasiques :**
  - HTA, polyglobulie, hypercalcémie, TVP, syndrome inflammatoire, cholestase anictérique (Stauffer)
- **Examens complémentaires :**
  - TDM abdominal aux 4 temps d'injection !! Avec TDM thoracique
  - IRM rénale associé
  - Scintigraphie osseuse, TDM cérébrale pour bilan d'extension

- Pas de biopsie → néphrectomie d'emblée si suspicion
- Traitement chirurgical quasi exclusif : tumorectomie si < 4 cm
- Traitement palliatif : anti-angiogénique : Sunitinib, Bevacizumab
- Si métastase unique : métatasectomie, sauf si cérébrale : radiothérapie

7 ITEM 160 : TUMEURS DU TESTICULE

- Facteur de risque : cryptorchidie, ectopie.
- Révélation possible par masse abdominale :
  → Masse abdo du jeune : Lymphome ou tumeur testiculaire
- Toute masse scrotale = tumeur JPDC
- JAMAIS de biopsie transcutanée → chirurgie par voie inguinale
- Echographie scrotale (pour controlatéral +++), TDM TAP (ext)
- Marqueurs +++ : alpha-FP, LDH, β-HCG avant la chirurgie
- Ne pas oublier : **CECOS** !! dont avant l'orchidectomie
- Orchidectomie par voie inguinale avec clampage premier du cordon +++
- Anapath : germinale séminomateuse vs non séminomateuse
- TDM et marqueurs pour établir le traitement
- Séminomateuse : radiothérapie et chimiothérapie
- Non séminomateuse : chimiothérapie seule
- Traitement curatif même si métastases car très chimiosensible

8 ITEM 160BIS : TUMEURS VESICALES

- Tumeurs urothéliales
- FdR : Tabac, hydrocarbures aromatiques (MPI) → ADK
- Bilharziose, irratation chronique → carcinome épidermoïde
- Hématurie = tumeur de la vessie JPDC
  → cyto urinaire, cystoscopie puis RTUV sous anesthésie générale pour stade et grade
- BCG thérapie si pas d'atteinte du muscle (détrusor)
- Si le muscle est touché → cystoprostatectomie + curage

9 ITEM 247 : HYPERTROPHIE BENIGNE DE PROSTATE

- Deux grands types de symptômes : irritatifs vs obstructifs
- ATTENTION à l'insuffisance rénale obstructive +++
- Sténose de l'urètre, sclérose du col vésical causent des symptomes obstructifs aussi

- **Bilan :**
  - × IPSS, débimétrie, TR, bilan urinaire, ECBU
  - × Mesure du résidu post-mictionnel
  - × Calendrier mictionnel +++ si obstructif
  - × PSA obligatoire avant chirurgie car modification possible du traitement (explication des conséquences +++)
  - × Echographie prostatique et vésicale
  - × Créatininémie
  - × Evaluation de la sexualité !
  - × Surveillance annuelle

- **Traitement médical :**
  - × Alpha-bloquants
  - × Inhibiteurs de la 5 alpha réductase (divise les PSA par 2 !!)
  - × Phytothérapie

- × Anticholinergiques + alpha bloquants → si associés, pas de risque obstructif mais pas d'anticholinergique seul : → Bithérapie

- Taldalafil +++ si dysfonction érectile

- **Traitement chirurgical** si gène persiste, si rétention aigue ou chronique :
  - × Incision cervico-prostatique
  - × Résection transurétrale de prostate (RTUP)
  - × Adénomectomie voie haute → si > 60 ml
- Alternative à la chirurgie : laser par vaporisation prostatique +++ si risque hémorragique (greenlight)
- ATTENTION au TURP syndrome si RTUP > 1h (glycocolle)
- Pas de dysfonction érectile mais éjaculation rétrograde systématique en post chirurgical et avec les alpha bloquants

- **Rétention aigue d'urine** : dérivation des urines en urgence avec prévention de l'hémorragie à vacuo et du syndrome de levée d'obstacle

10 ITEM 259 : LITHIASE URINAIRE

- **SdG** : hyperalgique, fébrile, anurique, femme enceinte (AINS : CI), insuffisance rénale

→ Indication de drainage urinaire !!
- Femme enceinte : l'hypotonie des cavités est physiologique

- **Bilan :**
  - × Echographie + ASP ou TDM sans injection, bilan urinaire, bilan sanguin
  - × Bilan phosphocalcique à distance (phosphorémie et Ca sang + urines) dès la première colique néphrétique
- Causes urologiques par stase
- Uropathies :
  - × Cacci-ricchi, reins en fer à cheval, diverticules, jonction pyélo-urétérale

→ Uro TDM

- Causes métaboliques
- Tamisage des urines +++ pour analyse spectophotométrique infra-rouge
- AINS + antalgique IV, si insuffisant : morphine et dérivation
- Règles hygénio-diététiques : hydratation +++, exercice
- Calculs calciques +++, acide urique (radiotransparents)

- **Traitement du calcul après le traitement médical :**
  - × Lithotritie extra corporelle
  - × Néphrolithotomie percutanée
  - × Urétéroscopie +++
- 20% des coliques néphrétiques sont non lithiasiques

11 ITEM 321 : INCONTINENCE URINAIRE DE L'ADULTE

- Homme vieux : signe d'obstruction : miction par regorgement
- Femme :
  - × d'effort :
    - Hyperperméabilité urétrale (cervicocystoptose)
    - Insuffisance sphinctérienne
  - × Urgenturie, impériosité : hyperactivité vésicale
  - × Mixte

- Interrogatoire +++ et examen clinique vessie pleine !
  → Manœuvre de Bonney, rechercher ± réintégrer le prolapsus (effet pelote)
- Facteur de risque : hérédité, multiparité ...
- Bilan : ECBU, échographie pelvienne, bilan uro-dynamique
- Traitement incontinence urinaire d'effort :
  → Kinésithérapie en première intention : ± chirurgie (TVT)
- Traitement des impériosités : anticholinergiques +++, kinésithérapie, toxine botulique

Urologie
Questions incontournables

Chapitre 23

1 Item 156 : Tumeurs de prostate

A – Quelles sont les modalités pratiques des biopsies prostatiques transrectales ?

- ≥ 12, bilatérales, étagées, échoguidées
- Information sur le risque de prostatite aigue +++, de rectorragie, hemospermie
- ATBprophylaxie +++
- Préparation rectale
- ECBU stérile
- OK sous aspirine, arrêt AVK et Clopidogrel
- Si biopsie négative → PSA libre/PSAtotal,
  → Si <10% : biopsies en saturation

B – Quelles sont les complications après une prostatectomie radicale ?

- Récidive
- Anéjaculation
- Dysfonction érectile
- Incontinence

C – Quelle étiologie doit-on évoquer devant une insuffisance rénale chez un patient souffrant d'une tumeur de prostate ?

- Insuffisance rénale obstructive par envahissement des méats urétéraux au niveau du trigone vésical

2 Item 201 : Traumatismes urinaires

A – En cas de traumatisme du bassin, quels sont les indices qui font suspecter une rupture de l'urètre ?

- Globe vésical, urétrorragie, ascension prostatique au TR

- Hématome périnéal en ailes de papillon
  → on réalise une urétrographie rétrograde et mictionnelle

B – Quelles sont les complications des traumatismes rénaux ?

- Hémorragie, infection, fistule urinaire (urinome)
- HTA, calculs, syndrome de la jonction pyélo-urétérale
- Pyélonéphrites chroniques, fistule artério-veineuse

3 ITEM 247 : HYPERTROPHIE BENIGNE DE PROSTATE

A – Quel bilan réalisez vous devant une suspicion d'hypertrophie bénigne de prostate ?

- IPSS, débimétrie, TR, bilan urinaire, ECBU
- Mesure du résidu post-mictionnel
- Calendrier mictionnel +++ si obstructif
- PSA obligatoire avant chirurgie car modification possible du traitement (explication des conséquences +++)
- Echographie prostatique et vésicale
- Créatininémie
- Evaluation de la sexualité !

B – En cas de rétention aigue d'urines, quelles sont les contre indications du cathéter sus-pubien ?

- Troubles de coagulation, AVK
- Tumeur de vessie, hématurie
- Antécédent de chirurgie sous ombilicale

4 ITEM 259 : LITHIASE URINAIRE

A – Quelles sont les situations qui nécessitent une dérivation urinaire en urgence ?

- Colique néphrétique fébrile = pylonéphrite obstructive
- Hyperalgique (résistante à AINS + morphine)
- Anurie

A – Quelles sont les différentes étiologies de dysfonction érectiles ?

- Multifactioriel +++
- Cardiovasculaire : souvent le premier signe, tabac, FdRCV
- Psychologique : anxiété de performance, problème de couple
- Urologiques : post prostatectomie…
- Endocrinologiques : DALA, tumeur hypophysaire
- Traumatique, iatrogène, après priaspisme
- Neurologique (SEP …)

Abbreviations :

- !! : Attention
- ABPA : aspergillose broncho-pulmonaire allergique
- ACFA : arythmie complète par fibrillation auriculaire
- AD : antidépresseurs
- ADK : adénocarcinome
- AE : anti-épileptiques
- AMP : assistance médicale à la procréation
- APA : aides personnalisées à l'autonomie
- ATS : anti thyroïdiens de synthèse
- AVC : accident vasculaire cérébral
- BAV : Bloc auriculo ventriculaire
- BBG : bloc de branche gauche
- BPCO : broncho-pneumopathie chronique obstructive
- BpT : bilan pré thérapeutique
- CAT : conduite à tenir
- CCR : cancer colo rectal
- CI : contre indication
- CMT : carcinome médullaire de la thyroïde
- CoM : comorbidités
- DD : diagnostic différentiel
- DDR : date des dernières règles
- DEP : débit expiratoire de pointe
- DG : diabète gestationnel
- DIU : dispositif intra utérin
- DT1 : diabète de type 1
- ECT : électro cardio tocographie
- EFR : épreuves fonctionnelles respiratoires
- ES : effet secondaire
- ETT : échographie doppler cardiaque trans thoracique
- ETO : échographie doppler cardiaque trans-oesophagien
- FCS : fausse couche spontanée
- FD : facteur déclenchant
- FDR : facteur de risque
- FDRCV : facteurs de risque cardio vasculaires
- FEVG : fraction d'éjection ventriculaire
- FR : facteur rhumatoïde
- GAFA = glaucome aigu par fermeture de l'angle
- GAJ : glycémie à jeun
- GDS : gazs du sang
- HBP : hypertrophie bénigne de prostate
- HGPO : hyperglycémie provoquée par voie orale
- HIA : hémorragie intra alvéolaire
- HRB : hyperréactivité bronchique
- HSD : hématome sous dural
- IA : insuffisance aortique
- IDM : infarctus du myocarde
- IEC : inhibiteurs de l'enzyme de conversion de l'angiotensine
- IFN : interféron
- IGH : infection génitale haute
- IM : insuffisance mitrale
- IRA : insuffisance rénale aiguë
- IRC : insuffisance rénale chronique
- ISA : insuffisance surrénale aigue
- ISL : insuffisance surrénale lente
- IST : infections sexuellement transmissibles
- JPDC : jusqu'à preuve du contraire
- LI : libération immédiate
- LP : libération prolongée
- M+ : métastatique
- MA : mesures associées
- MDO : maladie à déclaration obligatoire
- MHD : mesures hygiéno diététiques
- MMH : maladie des membranes hyalines
- MPI : maladie professionnelle indemnisante
- NEM : néoplasies endocriniennes multiples

- NL : neuroleptiques
- OAP : œdème aigu du poumon
- OATF : ostéonécrose aseptique de la tête fémorale
- OIN : ophtalmoplégie inter nucléaire
- PBR : ponction biopsie rénale
- PeC : prise en charge
- PID : pneumopathie infiltrative diffuse
- PO : per os
- PPS : projet personnalité de soins
- PSDP : pneumocoque de sensibilité diminuée à la pénicilline
- RA : Rétrécissement aortique
- RCF : rythme cardiaque foetale
- RCP : réunion de concertation pluridisciplinaire
- RCT : radiochimiothérapie
- RTUV : résection trans urétrale de vesseie
- SAOS : syndrome d'apnées obstructif du sommeil
- SC : sous cutané
- SCA : syndrome coronarien aigu
- SPA : spondylarthrite ankylosante
- THS : Traitement Hormonal Substitutif
- TSA : troncs supra aortiques
- Ttt : Traitement
- VD : ventricule droit